Oestmann
Bildgebende Verfahren im Hammerexamen

Jörg-Wilhelm Oestmann

Bildgebende Verfahren im Hammerexamen

70 Fälle Prüfungstraining

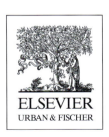

URBAN & FISCHER
München · Jena

Zuschriften und Kritik an:
Elsevier GmbH, Urban & Fischer Verlag, Lektorat Medizinstudium, Alexander Gattnarzik,
Karlstraße 45, 80333 München
E-mail: medizinstudium@elsevier.de

Wichtiger Hinweis für den Benutzer

Die Erkenntnisse in der Medizin unterliegen laufendem Wandel durch Forschung und klinische Erfahrungen. Der Autor dieses Werkes hat große Sorgfalt darauf verwendet, dass die in diesem Werk gemachten therapeutischen Angaben dem derzeitigen Wissensstand entsprechen. Das entbindet den Nutzer dieses Werkes aber nicht von der Verpflichtung, anhand weiterer schriftlicher Informationsquellen zu überprüfen, ob die dort gemachten Angaben von denen in diesem Buch abweichen und seine Verordnung in eigener Verantwortung zu treffen.

Bibliografische Information der Deutschen Nationalbibliothek

Die Deutsche Nationalbibliothek verzeichnet diese Publikation in der Deutschen Nationalbibliografie; detaillierte bibliografische Daten sind im Internet über http://dnb.d-nb.de abrufbar.

Alle Rechte vorbehalten
1. Auflage 2008
© Elsevier GmbH, München
Der Urban & Fischer Verlag ist ein Imprint der Elsevier GmbH.

12 13 14 15   5 4 3 2

Das Werk einschließlich aller seiner Teile ist urheberrechtlich geschützt. Jede Verwertung außerhalb der engen Grenzen des Urheberrechtsgesetzes ist ohne Zustimmung des Verlages unzulässig und strafbar. Das gilt insbesondere für Vervielfältigungen, Übersetzungen, Mikroverfilmungen und die Einspeicherung und Verarbeitung in elektronischen Systemen.

Um den Textfluss nicht zu stören, wurde bei Patienten und Berufsbezeichnungen die grammatikalisch maskuline Form gewählt. Selbstverständlich sind in diesen Fällen immer Frauen und Männer gemeint.

Programmleitung: Dr. med. Dorothea Hennessen
Lektorat: Alexander Gattnarzik
Redaktion: Dr. med. Anne-Kristin Schulze, Berlin
Herstellung: Cornelia Reiter
Satz: Kösel, Krugzell
Druck und Bindung: Lego-Print, Italien
Umschlaggestaltung: SpieszDesign, Büro für Gestaltung, Neu-Ulm
Titelfotografie: Getty Images
Gedruckt auf Gardamatt 100 g

ISBN 978-3-437-43874-5

Aktuelle Informationen finden Sie im Internet unter **www.elsevier.de** und **www.elsevier.com**

Vorwort

Das „Hammerexamen" liegt vor Ihnen. Die Ungewissheit ist groß und der Wille, alles richtig zu machen, ebenfalls. Sie müssen lernen, sehr viel lernen – und alles im richtigen Augenblick parat haben. Es soll gut laufen, wie geschmiert sozusagen. Die optimale Zensur für den geleisteten Aufwand soll dabei herauskommen. Wissen allein wird nicht reichen: Funktioniert meine Prüfungsgruppe? Soll ich die Prüfer vorher aufsuchen? Was treibt die Prüfer an? Wie trete ich vor die Kommission? Sie müssen sich gut fühlen in den Tagen davor, das Gefühl haben, effizient gelernt zu haben und bereit für die Prüfung sein – „hot and ready". Private Dinge müssen zurückstehen. Der Partner muss Ihnen den Rücken freihalten – oder Sie wenigstens in Ruhe lassen. Das Ticket für den verdienten Urlaub am Tag „plus eins" wartet in der verschlossenen Schublade geduldig auf Sie.

In Ihrer Lernkemenate liegen die wichtigsten Bücher Ihres Studiums auf dem Tisch. Ein gutes Buch der Radiologie gehört dazu. Denn eines haben Sie schon mitbekommen: Es gibt keine Prüfung ohne Bilder. 80% aller Diagnosen fußen auf der Bildgebung. Nur die wenigsten Krankheitsbilder kommen ganz ohne Bilder aus – sei es das gute alte Dampfröntgen, das CT-Bild, der Ultraschall oder das MRT-Bild. Ob also ein Radiologe in Ihrer Prüfung sitzt, ist gar nicht so wichtig. Jeder Chirurg, jeder Internist zieht gerne ein Bild aus der Tasche – weil es für ihn so einfach ist, weil es für den Fall so wichtig ist und weil die Medizin heute eben so ist.

Wer von Ihnen hat denn schon eine richtige Einführung in die Radiologie bekommen? Radiologische Kurse werden häufig schlecht beurteilt – aus vielerlei Gründen. Zu schnell geht es meistens, kaum ausreichend für das Erlernen der Bildanalyse. Es bleibt bei vielen Studenten der Eindruck einer „schwarzen Kunst" – und nichts ist der Wirklichkeit ferner.

Ein gutes Lehrbuch muss die Basis bilden. Und dann kommt die Endphase – die Vorbereitung auf die Prüfung. Üben und Verstehen gehen jetzt Hand in Hand. Darum diese Fallsammlung mit radiologischen Bildern, wie sie in der Prüfungssituation vorkommen können, und ein paar handfeste Tipps. Am Ende steht die Sicherheit, die Ihnen das erwünschte Resultat bringt.

Für Anregungen und Kommentare bin ich natürlich immer dankbar (joerg.oestmann@charite.de). Insbesondere würden mich die Fälle interessieren, die Ihnen in den Prüfungen präsentiert wurden und die außerhalb des Fallspektrums dieses Buches liegen.

Berlin, August 2007
Jörg-Wilhelm Oestmann

Zu diesem Buch

Insgesamt werden Ihnen 70 Patienten anhand von Bildmaterial vorgestellt. Dabei wurde berücksichtigt, dass sich Ultraschalluntersuchungen in einer Prüfung kaum nutzen lassen – Standbilder sind zu wenig repräsentativ für diese Untersuchungsart. CT-Untersuchungen zu beurteilen, darf aus Sicht des Autors von einem Studenten eigentlich nur verlangt werden, wenn ein Teil des Praktischen Jahrs in der Radiologie absolviert wurde. Eine Ausnahme sind die Kopf-CTs, die im Rahmen der Notfallversorgung anfallen können. Jedem Fall ist eine „Prüferfrage" vorangestellt. Die meisten Vorstellungen erstrecken sich über zwei Seiten, komplexere Fälle nehmen vier Seiten in Anspruch. Praktischerweise füllen die Prüfungsbilder und die dazugehörigen Fragen die erste, jeweils rechte Seite. Dabei wurde darauf geachtet, die Bilder so groß und wirklichkeitsnah wie möglich abzubilden. Die Bildwiederholung mit graphischen Hinweisen sowie die Antworten auf die Fragen sind auf den folgenden Seiten untergebracht. Die Bildwiederholung ist in ihrer Größe an die Raumerfordernisse des Antworttextes angepasst. Sollte das Ihnen zu klein erscheinen, können Sie anhand der Bildmarkierungen auch zurück zum Prüfungsbild gehen.

Je nach Relevanz und Platz findet sich hinter den Antworten ein **Kommentar**, der wesentliche Aspekte noch einmal hervorhebt. **Tipps und Tricks** sind Hinweise, die bei einem ähnlich gelagerten Prüfungsfall zu deutlichen Pluspunkten führen, da sie Hintergrundwissen dokumentieren.

Vorteilhaft wäre es, sich bei der Durchsicht der Fälle Notizen zu machen bzw. die Antworten selbst zu fixieren, bevor zu den Lösungen umgeblättert wird. Es ist meine persönliche Erfahrung, dass nur die selbstständige Erstellung eines Befundes zu einem wirklichen Lernerlebnis führt.

Eine Sammlung wie diese kann radiologisches Grundwissen nicht vermitteln, sondern nur abfragen. Für die weitergehende Prüfungsvorbereitung sei hier auf geeignete Lehrbücher der Radiologie verwiesen.

Danksagung

Für ihre Unterstützung bei der Suche nach geeigneten Prüfungsfällen möchte ich den radiologischen und klinischen Kollegen an der Charité Campus Virchow sowie am Bundeswehrkrankenhaus Berlin danken. Für die kritische Durchsicht des Materials bin ich Frau Carola Tietze dankbar.

Inhaltsverzeichnis

Tipps für die mündliche Prüfung IX
Abkürzungen XV

Die Fälle:

Reine Routine?	1
Wenn Rücken und Füße schmerzen	5
Gesichtsschmerzen	9
Zunehmende Luftnot	11
Auf den Ellenbogen gefallen	15
Akute Brustschmerzen und Dyspnoe	17
Kegelfreunde mit Rückenschmerzen	19
Das akute Abdomen	21
Wie der Vater so der Sohn?	25
Rückkehr aus Ladakh	27
Auf dem Weg ins Pflegeheim	29
Kontrolle bei Lymphomtherapie	33
Schmerzen im Kniegelenk	37
Geteiltes Leid	41
Mit Luftnot in der Notaufnahme	43
Akute Bauchschmerzen	45
Das Kopftrauma	47
Dyspnoe aus heiterem Himmel	49
Schmerzende Schwellung im Knie	51
Langsam zunehmende Atemnot	53
Schmerzen beim Laufen	55
Schwellung am Knie	57
Rückenschmerzen	59
Mutter und Tochter	61
Ältere Frau mit Bauchschmerzen	63
Kopfschmerzen, Gangunsicherheit	65
Akute Atemnot	67
Unwohlsein und Gewichtsverlust	69
Schmerzen an der Ferse	71
Intensivthorax	73
Notfall-CT des Kopfes	75
Zu Hause zusammengebrochen	77
Nach einem Reisebusunfall	81
Direkt von der Autobahn	83
Bauchschmerzen seit dem Morgen	85
Mit Halbseitenparese aufgefunden	87
Unwohlsein seit gestern Morgen	91
Aus dem Notarztwagen	93
Hüftschmerzen	95
Präoperativer Thorax	97
Bewusstlos mit Pupillendifferenz	99
Die Finger schmerzen	101
Fieber, müde, Gewichtsverlust	103

Notfall im dritten Dienst	105
Eine Unterredung unter Männern	109
Bauchschmerzen	111
Geschwollenes Gesicht	113
Der Knoten in der Brust	115
Flecken in der Lunge	117
Rückenschmerzen seit Langem	119
Plötzliche Bauchschmerzen	121
Atemnot bei Belastung	123
Der Finger schwillt und schmerzt	125
Gelenkschmerzen	127
Notfall aus dem Pflegeheim	129
Drückende Kopfschmerzen	131
Immer schlapper und dünner	133
Prellung beim Sturz	135
Eine lange Geschichte	137
Gelegentlich Blut im Taschentuch	139
Akuter Kopfschmerz	141
Extreme Bauchschmerzen	143
Anamnese unbekannt	145
Vernichtende Schmerzen im Rücken	149
Kniebeschwerden	151
Schnupfen	153
Von der Intensivstation	155
Chronischer Husten	157
Schmerzen beim Gehen	159
Präoperative Kontrolle	161
Diagnosen	163
Zuordnung der Diagnosen zu den Körperregionen	165

Tipps für die mündliche Prüfung

Die intensive Vorbereitung auf die Prüfungssituation ist in der Lernphase die Devise für den Studenten. Daraus ergeben sich unvermeidlich folgende Fragen: Wie kommen bildgebende Untersuchungen in den Prüfungen zum Einsatz? Was ist eine typische radiologische Prüfung? Was für Bilder könnten Internisten und Chirurgen mitbringen? Welche „Ausreißer" – im Sinne von schwierigen Fällen – gibt es, welche sind noch erlaubt – auf der Prüferseite? Wie prüft der Prüfer? Kann man überhaupt etwas vorhersagen? Einige Thesen über Zielsetzung und Charakter der Prüfung sollen den Ausgangspunkt klären:

- Ausbildungsziel des Humanmedizinstudiums ist der gut informierte Allgemeinarzt, nicht der Facharzt für Radiologie oder eine andere Spezialität.
- Prüfungsthemen müssen für den klinischen Alltag relevant sein oder wesentliche Grundlagen der Medizin zum Thema haben. Wissenschaftliche Einzelaspekte können nicht Gegenstand der Prüfung sein.
- Kein Fach kommt gänzlich ohne Bildgebung aus.
- Die Bildgebung wird vor allem anhand von Bildmaterial geprüft.
- Prüfer sind auch nur Menschen und werden vereinzelt Fälle heranziehen, die sie faszinieren und mit denen sie vor den Koprüfern glänzen können. Auch Prüfer wollen Spaß an ihrem Fach haben.

Auf dieser Basis baut dieses Buch auf. Etwa 90% der Prüfungssituationen sollten mit dem Material im weiteren Sinne abgedeckt sein.

Allgemeines

Die mündliche Prüfung hat sich in ihren Anforderungen nur geringfügig gegenüber der alten Prüfungsordnung verändert. Sie findet jetzt allerdings an zwei Tagen statt und dauert an beiden Tagen je Prüfling mindestens 45, höchstens 60 Minuten. Am ersten Tag erfolgt die praktische Prüfung mit Patientenvorstellung. Mindestens ein Patient muss untersucht und vorgestellt werden. Der darüber anzufertigende Bericht muss nach Fertigstellung unverzüglich durch einen Prüfer gegengezeichnet und bei der Prüfung vorgelegt werden.

Der mündlich-praktische Teil bezieht sich in jedem Fall auf patientenbezogene Fragestellungen aus der Inneren Medizin, der Chirurgie und dem Wahlfach im Praktischen Jahr. In der Prüfung hat der Prüfling fallbezogen zu zeigen, dass er die während des Studiums erworbenen Kenntnisse praktisch anzuwenden weiß und über die erforderlichen fächerübergreifenden Grundkenntnisse und Fertigkeiten verfügt.

Die Prüfung aus der Sicht des Prüfers

Ein Prüfling geht sicherlich sehr gespannt in die Prüfung, ist auf sich selbst konzentriert, nervös, hoffentlich hellwach. Aber auch für den Prüfer handelt es sich um eine besondere Situation, die nicht ohne Risiken ist. Hier einige Informationen, die Ihnen helfen sollen, die Gesamtsituation einzuschätzen.

Prüferauswahl

Das jeweilige Landesprüfungsamt schreibt alle potenziellen Prüfer an, die daraufhin angeben, wann sie keine Zeit haben. Zu allen anderen Zeitpunkten können sie eingeteilt werden. Die Hochschullehrer sind zu den Prüfungen gesetzlich verpflichtet – es müssen also alle „ran". Nur außergewöhnliche Belastungen (Dekan, ärztlicher Direktor etc.) werden als Begründung für eine generelle Befreiung akzeptiert. Üblicherweise wird vom Amt auch ein potenzieller

Vertreter bestimmt. Kann der Prüfer oder sein Vertreter nicht erscheinen, ist das dem Landesprüfungsamt rechtzeitig mitzuteilen.

Die Zusammensetzung der Prüfungskommission wird nur durch die zu prüfenden Fächer bestimmt, nicht durch Personen. Es gibt also keine „eingespielten" Kommissionen. In kleineren Fakultäten mag das gezwungenermaßen gelegentlich anders ein – etwa, wenn es nur sehr wenige Hochschullehrer für ein Fach gibt. In großen Fakultäten kann es vorkommen, dass sich die Prüfer kaum kennen.

Für beamtete Hochschullehrer sind die Prüfungen Teil ihrer Dienstpflichten. Die anderen Hochschullehrer erhalten eine geringe Kostenaufwandsentschädigung. Mit etwas Glück gibt es allerdings Getränke und Kekse während der Prüfungssitzung. Die besorgt der vorsitzende Prüfer, immer ein Internist oder Chirurg.

Die Prüfungsgruppe

Als Prüfer wird man mit einer studentischen „Prüfungsgruppe" konfrontiert, über die man primär wenig oder gar nichts weiß. Trotzdem entwirft die Gruppe in kürzester Zeit ein Bild von sich, das Gefallen oder Nichtgefallen auslösen kann.

Dem Idealbild einer Prüfungsgruppe in der Fantasie des Hochschullehrers entspricht wohl die mehr oder minder befreundete Notgemeinschaft, deren Mitglieder sich zumindest teilweise zusammen vorbereitet haben und einigermaßen harmonieren. Sie gehen freundlich miteinander um, grenzen keinen aus und erscheinen gemeinsam zur Prüfung. Sie haben in einem Korb eine Flasche Sekt und Gläser dabei, um direkt danach kurz zu feiern. Die Prüflinge stützen sich gegenseitig im Rahmen ihrer Möglichkeiten.

Das Vorgespräch

Die Mitglieder der Prüfungsgruppe besuchen auch den Prüfer gemeinsam für ein Vorgespräch, nachdem sie per Telefon geklärt haben, ob er das wünscht. Diese Nachfrage sollten Sie keinesfalls unterlassen. Nicht nur, um zu dokumentieren, dass Sie die üblichen Umgangsformen beherrschen, sondern im Wesentlichen, um Informationen über den Prüfer und verschlüsselte Informationen über den Prüfungsinhalt zu bekommen. Der Prüfer und sein Fach kommen in der Prüfung am besten heraus, wenn im entsprechenden Fach besonders viel gewusst wird. Dafür wird so mancher Informationsbrocken im Vorgespräch ausgeworfen. Die Frage „Welches Buch empfehlen Sie uns?", sollte in dem Vorgespräch nicht fehlen. Mit etwas Glück werden dann auch die möglichen Schwerpunkte der Prüfung genannt. Bedauerlicherweise gibt es erstaunlich viele Studenten, die diese mehr oder weniger deutlichen Hinweise weder erkennen noch beherzigen. Wird dies in der Prüfung offenbar, kann mit Mitleid nicht gerechnet werden – der Prüfer wird mit Recht an der Praxistauglichkeit des Prüflings zweifeln.

Manche Prüfer legen auf das Vorgespräch keinen Wert oder meinen, die Zeit dafür nicht erübrigen zu können. Das ist Ihnen überlassen. Derjenige, der das Gespräch erwartet, wird in einer Prüfung auf ihm unbekannte Studenten verschnupft reagieren.

Die Kleidung

Praktischerweise sollten Sie hier zwischen dem ersten und zweiten Tag unterscheiden.

Die praktische Prüfung am Krankenbett am ersten Tag erfolgt im sauberen und gebügelten Kittel, bewaffnet mit Stethoskop, Reflexhammer, Spatel und Untersuchungstaschenlampe. Da man Ihre Hände bei der Untersuchung genau verfolgen wird, sollten Sie auch auf deren makelloses Aussehen achten. Der Kittel sollte bei der Untersuchung geschlossen sein. Etwaige Krawatten und Halsketten sind so zu tragen bzw. zu befestigen, dass sie nicht quer über den Patienten pendeln oder ihn gar berühren.

Am zweiten Tag findet in der Regel kein Patientenkontakt statt. Nehmen Sie trotzdem für alle Fälle einen Kittel mit. Dieser Teil der Prüfung ist keine Freizeitbeschäftigung, aber auch kein festliches Abendessen. Die Kleidung sollte einem ernsthaften Geschäftstermin entsprechen, etwa einem Gespräch in der Bank, von dem Sie sich einen höheren Kredit versprechen und das Ihre Bonität klären soll. Sie wollen ja auch etwas von den Prüfern, nämlich eine gute Zensur. Die Prüfer wollen andererseits feststellen, ob Sie als Arzt tragbar sind. Dazu gehört untrennbar die äußere Erscheinung, sie ist ja auch für die Arzt-Patienten-Beziehung wichtig. Im Verlauf der Prüfung kann sich der Eindruck sicherlich vollkommen wandeln, aber nichts spricht dagegen, gleich von Anfang an als jemand zu erscheinen, der sich angemessen zu kleiden weiß. Zudem sollten Sie mit Ihrem eigenen Aussehen zufrieden sein, wenn Sie sich in die ungewisse Prüfungssituation begeben.

Die Patientenvorstellung

Im Allgemeinen wird der Prüfer während der Patientenvorstellung die Begrüßung des Patienten und die Bitte um Kooperation übernehmen. Trotzdem sollte der Prüfling den Patienten separat ansprechen und während der Vorstellung freundlichen und höflichen Kontakt mit ihm halten. Besonders der Umgang mit hilflosen Patienten ist eine Herausforderung.

Die Untersuchung sollte einer eingeübten Systematik folgen und durch Erläuterungen begleitet werden. Schritte, die bewusst ausgelassen werden, etwa um Zeit zu sparen oder weil offensichtlich das Problem nicht in dieser Richtung liegt, sollten verbal kurz angesprochen werden. Der Prüfer wird dann in der Regel einhaken, wenn die entsprechende Untersuchung doch relevant für die weitere Beurteilung ist.

Die Bildanalyse in der Prüfung

In der Prüfung werden Ihnen häufig Röntgenbilder vorgelegt – unabhängig davon, ob die Radiologie eines der Prüfungsfächer ist. Möglicherweise werden nichtradiologische Prüfer sogar mehr Bilder in ihren Prüfungsteil integrieren, wenn kein Radiologe zugegen ist, da sie dann nicht mit diesem Fach „interferieren". Wichtig ist es, der Kommission gegenüber zu dokumentieren, dass Sie wissen, wie man mit Röntgenuntersuchungen umgeht und wie man sie systematisch interpretiert. Wenn also ein Bild aus der Tasche gezogen und auf dem Lichtkasten positioniert wird, gehen Sie grundsätzlich wie folgt vor:

- Stellen Sie sich vor den Lichtkasten, möglichst ohne der Kommission den Blick auf das Bild zu verstellen.
- Blenden Sie das Bild gut ein, indem Sie die Knöpfe am Lichtkasten verschieben.
- Suchen Sie – meist am unteren Bildrand – die Patientendaten, um Alter und Geschlecht des Patienten zu klären. Teilen Sie der Kommission mit: „Es handelt sich um einen Patienten/eine Patientin, geboren im Jahre soundso."
- Klären Sie für sich, um welche Art der Untersuchung es sich handelt, z. B.: „Es handelt sich um eine Thoraxaufnahme im Liegen", oder „Ich sehe ein Kniegelenk in zwei Ebenen."
- Schauen Sie auf korrekte Positionierung und Bildqualität, bei Thoraxaufnahmen auf die ausreichende Inspiration: „Korrekte Positionierung, gute Bildqualität, der Patient hat gut eingeatmet."
- Bei der folgenden Analyse gehen Sie systematisch vor und lassen die Kommission an der Analyse teilhaben, z. B.: „Die Zwerchfelle stehen an normaler Stelle, der Pleurasinus ist beidseits gut einsehbar etc."
- Im Idealfall erkennen Sie die Pathologie sofort – trotzdem sollten Sie das systematische Vorgehen beibehalten. Beschreiben Sie im Rahmen Ihrer Analyse die Abweichung kurz, ordnen Sie sie örtlich zu, z. B.: „Es stellt sich eine Verschattung im Oberlappen dar." Komplettieren Sie dann planmäßig die Bildbetrachtung.

- Am Ende wiederholen Sie noch einmal die einzelnen beobachteten Abweichungen und versuchen, sie alle unter einen Hut zu bringen. Daraus ergibt sich die Differenzialdiagnose. Im Idealfall reihen Sie die möglichen Diagnosen nach ihrer Wahrscheinlichkeit und Häufigkeit. Bedenken Sie dabei Alter, Geschlecht und auch die Anamnese, falls bekannt: „Die Verdichtung im Oberlappen bei einem 65-jährigen Raucher entspricht am ehesten einem Bronchialkarzinom. Bei entsprechender Klinik müsste man eine Pneumonie erwägen, die allerdings auch durch ein Karzinom begünstigt werden kann. Bei einem Oberlappenprozess muss auch eine Tuberkulose ausgeschlossen werden."

Wenn der Prüfer Ihre Analyse unterbricht bzw. Zwischenfragen stellt, hören Sie genau hin. Vielleicht hat er Ihr planvolles Vorgehen zur Kenntnis genommen und will den Prozess etwas beschleunigen. Oder Sie haben im Rahmen der Analyse etwas übersehen und er will Sie wieder auf den rechten Pfad führen. In beiden Fällen haben Sie bereits einen Punkt gut. Folgen Sie den Hilfestellungen bereitwillig.

Vorgehensweisen, Tipps und Tricks für die Einzeluntersuchungen werden im Rahmen der Fallerläuterungen behandelt.

Prüfungsdauer

Im Allgemeinen beträgt die Zeit pro Fach und Prüfungstag 15 Minuten, egal, ob „großes" oder „kleines" Fach. Das ist so knapp bemessen, dass der Prüfer die Zeit gut nutzen muss. Seine Kollegen werden sich währenddessen nur in Ausnahmefällen zu Wort melden. Die Gesamtzeit pro Prüfling darf 45 Minuten nicht unter- und 60 Minuten nicht überschreiten. Die Studenten oder Prüflinge werden abwechselnd geprüft, sodass Gelegenheit zur Erholung besteht. Das muss nicht immer der offensichtlichen Reihe nach gehen – es gilt also, konstant aufmerksam zu sein.

Für den Prüfer gilt das nur bedingt. Wenn die anderen ihre Fragen stellen, kann er sich entspannen. Auf die Toilette gehen oder sich mit offensichtlich prüfungsfremden Dingen beschäftigen darf er nicht. Auch Telefonate sind in der Prüfungszeit nicht möglich. Dafür muss die Prüfung unterbrochen werden. Wird ein Chirurg für einen Notfall aus der Prüfung gerufen, ist die gesamte Prüfung ungültig. Manchen Kollegen fällt es schwer, nachmittäglich durchgehend wach zu bleiben. Dabei gilt jedoch: Auch Prüfer mit geschlossenen Augen können hochkonzentriert sein!

Die Prüfungen stellen für die Prüfer einen erheblichen Zeitaufwand dar. Mit dem Hammerexamen – zwei halbe Tage – hat dieser Aufwand noch zugenommen. Pro Semester kann es einen Hochschullehrer je nach Semesterstärke und Fach mehrmals treffen. Natürlich hat jeder von ihnen andere wichtige Dinge zu tun – in der Krankenversorgung, der Forschung, der Verwaltung, in den Gremien, bei Privatpatienten etc. So mancher Chirurg kommt gerade aus dem OP-Saal – für ihn sind die Kekse.

Prüfungsthemen

Der Prüfer bereitet sich auch auf die Prüfung vor. Das mag sich darauf beschränken, einen Patienten auszuwählen, die Akte noch einmal zu studieren und/oder alte Notizen herauszukramen. Oder – wie im Falle der Radiologie – passende Bilder aus der eigenen Sammlung herauszusuchen. Viele nichtradiologische Kollegen haben eine Sammlung typischer Befunde, auf die sie praktischerweise zurückgreifen – unabhängig vom Prüfungspatienten. Bei den Internisten ist das klassischerweise ein EKG, eine Elektrophorese oder ein Blutbild, bei den Anästhesisten vielleicht eine Blutgasanalyse, ein EEG beim Neurologen. Röntgenbilder im weitesten Sinne, also auch MRT und CT, sind beliebt bei Chirurgen, besonders bei Neurochirurgen. Es handelt sich in der Regel um klare, klassische Fälle. Das umso mehr, wenn die anderen Kommissionsmitglieder ebenfalls Fachwissen besitzen könnten. Nur ungern setzt sich ein

Prüfer innerhalb der Sitzung oder bei der anschließenden Beratung Nachfragen seiner Kollegen aus.

Natürlich hat jeder so seinen Fundus an Fragen und Lieblingsthemen. Die Fragensammlungen auf ärztlichen Bedarf spezialisierter Versicherungsagenturen legen davon beredtes Zeugnis ab. Die Fixierung auf bestimmte Themen mag bei manchem Prüfer Bequemlichkeit sein. Je kleiner das Fach ist, desto begrenzter müssen logischerweise die Prüfungsthemen sein, wenn das Ausbildungsziel des Medizinstudiums der Allgemeinmediziner ist. Manche Kollegen haben genaue Vorstellungen, welche wesentlichen Aspekte ihres Faches jeder Allgemeinmediziner wissen und beherzigen sollte. Das können ganz wenige sein. Wenn die beherrscht werden, sind sie hochzufrieden.

Spürt der Prüfer bei Ihnen in einem Gebiet große Schwächen, kann er entweder die „Schwäche weiter explorieren" oder zu einem anderen Thema wechseln und Ihnen damit eine neue Chance geben. Diese Entscheidung ist für Sie von großer Relevanz, kleinste Faktoren können dabei den Ausschlag geben. Besser ist es in jedem Fall, ein sympathisches Bild von sich zu entwerfen.

Je jünger die Prüfer sind, desto näher sind sie in der Regel der Forschung – und der eigenen Habilitation. Wer also besonders professionell vorgehen will, der sollte eine Literaturrecherche zu seinen Prüfern machen. Lesen Sie sich in die Thematik ein. Vielleicht ergibt sich die Möglichkeit, in der Prüfung einige Dinge aus diesem Bereich – extrem subtil und wie nebenbei – einzustreuen. Nicht nur wird der Prüfer über Ihr Wissen hocherfreut sein, er wird auch gegenüber seinen Kollegen im Gremium dokumentieren können, welche immense Relevanz sein Forschungsthema hat. Wenn die Fragen zum Thema zu speziell werden, bitten Sie freundlich um Verständnis dafür, nicht ganz in die Tiefe eingedrungen zu sein. Er wird Sie wahrscheinlich etwas behutsamer durch den Rest der Prüfung führen, um den guten Eindruck nicht zu ruinieren. Wenn Sie das Ganze zu plump machen, ist der Effekt natürlich dahin.

Ältere Prüfer mit längerer Erfahrung sowohl in der Klinik als auch im Prüfungsgeschehen bleiben gewöhnlich dicht an den klinisch relevanten Aspekten. Zu ihnen gibt es auch mehr Unterlagen bei den einschlägigen Stellen.

Prüfungsbenotung

Die Prüfer realisieren im Allgemeinen, welche Rolle die Prüfungszensur für Ihre beruflichen Pläne spielt. Leichtfertig werden schlechte Zensuren selten vergeben, eher ist das Gegenteil der Fall. Wahrscheinlich ist es keine schlechte Idee, mit den anderen Prüflingen die angestrebte Benotung zu besprechen – das bereitet zumindest auf das Endergebnis vor. Die Diskussion unter den Prüfern dreht sich am Anfang meist darum, ob irgendeiner nach oben oder nach unten aus der Gruppe herausragt. Dann wird die Note für das Mittelfeld bestimmt und die Ausreißer werden darum herum arrangiert. Bekommt ein Prüfling in einem Fach eine schlechtere Note als „ausreichend", so entscheiden allein die Prüfer und im Zweifelsfall der Prüfungsvorsitzende über die endgültige Note. Demnach kann ein Prüfling eine Prüfung bestehen, auch wenn er in einem Fach schlechter als „ausreichend" eingeschätzt wurde. Die Prüfer verstehen sich als Sachwalter der Patienteninteressen. Bei schlechten Prüfungen kommt in der abschließenden Notendiskussion häufig die Sprache darauf, ob dieser oder jener Prüfling als Arzt tragbar ist. Ob man sich ihm anvertrauen könnte, wenn man selbst Patient wäre: „Was mache ich, wenn der mich im Altersheim behandeln will?" Ist diese Phase erreicht, werden die Prüfer grausam.

Der Vorsitzende teilt dem Prüfling das Ergebnis der mündlich-praktischen Prüfung mit. Auf Wunsch des Prüflings muss das Ergebnis dabei begründet werden. Ist die Prüfung nicht bestanden, schlägt die Prüfungskommission dem Landesprüfungsamt vor, ob, wie lange und in welchem Fach oder welchen Fächern der Prüfling erneut an einer praktischen Ausbildung nach § 3 ÄAppO teilnehmen sollte. Die Zeit der Teilnahme kann mindestens vier, höchstens sechs Monate betragen. Da die Kommission nie wieder in gleicher Sache tagt, werden Beschlüsse dieser Art sofort gefällt und dem Prüfling in der Regel direkt mitgeteilt. Diskussionen mit dem Vorsitzenden sind zu diesem Zeitpunkt sinnlos.

Die letzte Entscheidung über Art und Dauer der Nachausbildung trifft allerdings das Landesprüfungsamt selbst. In die Nachprüfung gehen die Zensuren der ersten Prüfung rechnerisch nicht ein. Es ist also wirklich eine neue Chance.

Ein Dank an die Prüfungskommission beeinflusst das Ergebnis zwar nicht mehr, ist aber trotzdem eine höfliche Geste, die Sie – genau wie den persönlichen Händedruck mit allen Prüfern – zum Abschied nicht vergessen sollten.

Zum Abschluss ein kleiner Rat: Tauchen Sie in der Prüfungsvorbereitung so tief in das Fach ein, dass Sie die Faszination des Gebietes spüren und dem Prüfer vermitteln können. Dann sind Sie auf dem richtigen Kurs.

Abkürzungen

A.	Arteria
aPTT	aktivierte partielle Thromboplastinzeit (partial thromboplastin time)
ARDS	adult respiratory distress syndrome
BWK	Brustwirbelkörper
COPD	chronisch obstruktive Lungenerkrankung
CT	Computertomographie
DD	Differentialdiagnosen
EKG	Elektrokardiogramm
ERCP	endoskopisch-retrograde Cholangio-Pankreatikographie
GCS	Glasgow-Coma-Scale
HWS	Halswirbelsäule
ICR	Interkostalraum
KM	Kontrastmittel
LWK	Lendenwirbelkörper
LWS	Lendenwirbelsäule
M.	Musculus
MRT	Magnetresonanztomographie
MT	Metatarsalia
N.	Nervus
NNH	Nasennebenhöhlen
OD	Osteochondrosis dissecans
OP	Operation
PcP	Pneumocystis-carinii-Pneumonie
RA	rheumatoide Arthritis
SAB	subarachnoidale Blutung
TB-Test	Tuberkulin-Test
TEP	Totalendoprothese
TPZ	Thromboplastinzeit, Quickzeit
US	Ultraschall
V.	Vena
Z. n.	Zustand nach
ZVK	zentralvenöser Katheter

Reine Routine?

Fall 1

Sie sind in der radiologischen Abteilung für die „Personal-Lungen" zuständig. Ein 32-jähriger Kollege kommt zur Einstellungsuntersuchung. Bevor Ihr Oberarzt vorbeikommt, um die Befunde mit Ihnen zu besprechen, wollen Sie sich absolut sicher sein, nichts übersehen zu haben. Außerdem schaut Ihnen der untersuchte Kollege erwartungsvoll über die Schulter, um etwas von Ihnen zu lernen.

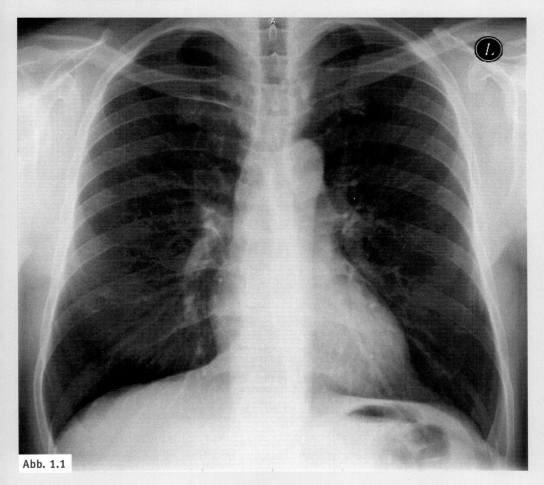

Abb. 1.1

1.1 Wie bestimmen Sie die Qualität der Aufnahme?

1.2 Wie analysieren Sie das Thoraxbild?

1.3 Handelt es sich um eine Aufnahme im Liegen oder im Stehen? Warum?

1.4 Zeigen/benennen Sie die radiologisch gut beurteilbaren Lymphknotenstationen!

1.5 Welche Lungenlappen sind konturbildend am Herzen, welche am Zwerchfell?

Diagnose Normalbefund des Thorax

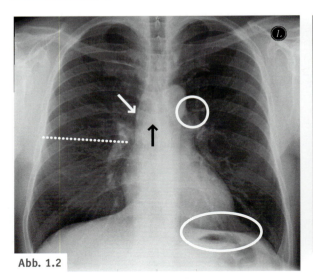

Abb. 1.2

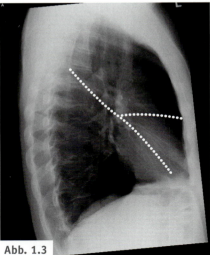

Abb. 1.3

1.1 Wie bestimmen Sie die Qualität der Aufnahme?

- Bei einem gerade positionierten Patienten stehen die Processus spinosi mittig zwischen den medialen Klavikulaenden. Diese wiederum projizieren sich in etwa über die dorsalen Ansätze der vierten Rippe.
- Wenn der Patient gut eingeatmet hat, steht das Zwerchfell im 9. bis 10. dorsalen Interkostalraum.
- Der gesamte Thorax ist abgebildet, wenn Lungenspitzen und die tiefen lateralen Pleurasinus auf dem Bild sichtbar sind.

1.2 Wie analysieren Sie das Thoraxbild?

Es empfiehlt sich eine **strukturierte Vorgehensweise,** die alle wichtigen Regionen und Aspekte einschließt:
- Lungengrenzen (Pleura, periphere Lunge)
- Lungenkern (Gefäße, Verschattungen)
- oberes Mediastinum (Verbreiterung, Trachealverlagerung/Stenose)
- Hilus beidseits (Vergrößerung, Verziehung, Lage zueinander)
- Herzgröße/Konfiguration
- Lunge im Herzschatten und unter Zwerchfellkontur
- abschließend knöcherner Thorax und angrenzende Weichteile.

1.3 Handelt es sich um eine Aufnahme im Liegen oder im Stehen? Warum?

- Der Flüssigkeitsspiegel des Magens (Abb. 1.2, weißer Kreis) beweist die stehende Position in diesem Fall.
- Die Schulterblätter liegen eher lateral, die Schultern sind nach vorne gezogen. In einer optimalen Aufnahme lägen die Schulterblätter außerhalb der Lungenfelder. Ein liegender Patient zieht die Schultern nicht nach vorne.
- Die Atemtiefe ist normal, weil der Bauchinhalt das Zwerchfell nicht nach kranial drückt. Im Liegen ist die Atemtiefe tendenziell geringer, das Mediastinum gestauchter. Das Herz proji-

ziert sich dabei größer, da es bei anterior-posteriorem Strahlengang (die Röhre schwebt einen Meter über dem Patienten) weiter von der Filmkassette entfernt liegt.

1.4 Zeigen/benennen Sie die radiologisch gut beurteilbaren Lymphknotenstationen!

- **Azygoswinkel** (Abb. 1.2, weißer Pfeil): Die dort befindliche orthograd abgebildete Azygosvene darf im Stehen einen Durchmesser von maximal 1 cm aufweisen.
- **Carina** (Abb. 1.2, schwarzer Pfeil): Vergrößerte Lymphknoten unterhalb der Trachealbifurkation weiten den Bifurkationswinkel ebenso wie ein vergrößerter linker Vorhof auf.
- **aortopulmonales Fenster** (Abb. 1.2, weißer Kreis): In diesem Raum zwischen Pulmonalarterienstamm und Aortenbogen sind vergrößerte Lymphknoten ebenfalls gut zu sehen.
- Die **Hili** sind Lymphknotenstationen, jedoch wegen der vielen Gefäße nur schwierig zu beurteilen.

1.5 Welche Lungenlappen sind konturbildend am Herzen, welche am Zwerchfell?

- Die rechte Herzkontur wird von dem Mittellappen abgedeckt.
- Die linke Herzkontur wird von der Lingula des Oberlappens abgedeckt.
- Das Zwerchfell wird beidseits vom jeweiligen Unterlappen abgedeckt.

Kommentar

Bildqualität

Es ist immer ratsam, zunächst die Bildqualität zu beurteilen, bevor das Thoraxbild systematisch analysiert wird. Abgesehen von der oben genannten Positionierung des Patienten und der Einatemtiefe gibt es noch weitere Aspekte. Eine optimal belichtete Aufnahme zeigt die Lungengefäße hinter dem Herzen, unter der Zwerchfellkontur und im Lungenkern. Das hängt natürlich auch von der Konstitution des Patienten ab (dick oder dünn). Mit modernen digitalen Aufnahmetechniken gibt es eigentlich keine „Fehlbelichtungen" mehr, da die Systeme die Bildschwärzung nachjustieren. Allerdings kann es zu Über- und Unterdosierungen kommen. Starke Unterdosierungen fallen durch ein hohes Bildrauschen auf, das sich wie „Pfeffer und Salz" über das Bild legt. Sie kennen das Problem von Ihrem Radio. Wenn der Sender (die Dosis) schwach ist und Sie drehen lauter, um mehr zu hören, hören Sie auch mehr Rauschen. Überdosierungen sind am Bild nicht erkennbar.

Lage des Patienten

Die Qualität der Thoraxaufnahme hängt im Wesentlichen davon ab, ob sie im Liegen oder im Stehen angefertigt wird. Von der reinen Physiologie her ist der im Stehen vorhandene hydrostatische Druckabfall der Lungengefäße, der zur physiologischen Mehrdurchblutung der unteren Lungenanteile führt, im Liegen aufgehoben. Gleich kräftige Gefäße in den Ober- und Unterfeldern sind also im Liegen normal, im Stehen jedoch Zeichen einer „Umverteilung" wie bei früher Druckerhöhung im Lungenkreislauf. Im Liegen schieben sich die Zwerchfelle – auch abhängig von der Fülle des abdominellen Inhalts – weiter nach kranial und stauchen das Mediastinum und Herz. Der vermehrte venöse Rückfluss lässt das Kaliber der Azygosvene kräftig zunehmen. Bei der Aufnahme im Liegen liegt der Patient mit dem Rücken entspannt auf der Kassette. Die Röhre schwebt etwa einen Meter über ihm. Die Schulterblätter und die sie umgebenden Weichteile projizieren sich dann in die Lungenfelder. Das Herz ist filmfern und damit etwas vergrößert abgebildet. Flüssigkeitsspiegel, etwa im Magen, werden nicht orthograd getroffen und sind damit nicht sichtbar. Freie Luft im Pleuraraum bei Pneumothorax steigt zur vorderen Thoraxwand hoch und ist dort nicht ohne Weiteres erkennbar.

Bei der Aufnahme im Stehen lehnt sich der Patient mit seiner Brust gegen das Aufnahmestativ. Dabei soll er die Schultern nach vorne und damit die Skapula aus dem Lungenfeld ziehen. Die Röhre ist etwa zwei Meter hinter ihm, wodurch geometrische Verzeichnungen geringer sind als im Liegen. Der horizontale Strahlengang bringt es mit sich, dass Flüssigkeitsspiegel gut erkannt werden. Freie Luft im Pleuraraum steigt nach oben in die Spitze des Thorax, wo sie und die orthograd getroffene und von der Pleura parietalis abgelöste Pleura visceralis meist gut zu erkennen ist.

> **Tipps und Tricks**
> Führen Sie Ihren Finger in den Strahl der Schreibtischlampe. Beobachten Sie seinen Schatten auf der Tischplatte. Ist der Finger nah an der Lampe, ist sein Schatten groß und unscharf. Nähert er sich der Tischplatte, kommt er der normalen Größe näher und wird schärfer. Fahren Sie nun die Lampe nach oben: Die Schärfe nimmt weiter zu, die Vergrößerung ab.

Lymphknotenstationen im Thorax

- Die große Variationsbreite der Gefäßkaliber im **Hilus** macht die Anatomie hier so komplex, dass große Lymphknoten ohne Weiteres übersehen werden können.
- Im **Azygoswinkel** dagegen läuft lediglich die Azygosvene, umgeben von Lymphknoten, von dorsal nach ventral. Sie wird orthograd getroffen von den Röntgenstrahlen. Im Liegen darf ihr Kaliber wegen des erhöhten venösen Rückflusses in den Thorax 1 cm überschreiten. Im Stehen führen ein Rechtsherzversagen, eine obere Einflussstauung oder vergrößerte Lymphknoten zu einer Zunahme des Azygosschattens.
- Die **Carina** – also die Bifurkation der Trachea – wird durch vergrößerte Lymphknoten und durch einen vergrößerten linken Vorhof angehoben und aufgespreizt.
- Im **aortopulmonalen Fenster** zwischen dem Aortenknopf und der linken Pulmonalarterie kann man vergrößerte Lymphknoten ebenfalls gut erkennen. Allerdings befindet sich dort auch das Ligamentum arteriosum/der Ductus Botalli. Der persistierend offene Ductus füllt das Fenster genauso aus wie Bronchialkarzinome in dieser Region. Beim offenen Ductus wäre ein Systolikum auszukultieren. Gäbe es einen malignen Tumor an dieser Stelle, träte über kurz oder lang eine Heiserkeit auf, weil der Nervus recurrens hier hindurch läuft.

Lappen und Fissuren im Thorax

Die meist in der Thoraxübersicht und in der seitlichen Aufnahme als feine Linie sichtbare Fissura minor oder transversalis trennt den Mittellappen rechts vom Oberlappen (Abb. 1.2 u. 1.3, waagerechte punktierte Linien). Die Fissura major oder obliqua ist nur in der Seitaufnahme – dort meist gedoppelt für rechts und links – erkennbar und trennt die Unterlappen vom Rest der Lunge (Abb. 1.3, schräge punktierte Linie). Dem Mittellappen rechts entspricht die Lingula links, die jedoch Teil des Oberlappens ist.

> **Tipps und Tricks**
> - Das Mediastinum kann sich bei dickeren Patienten so hell darstellen, dass die Beurteilung z. B. der Carina sehr schwierig wird. Fassen Sie dann den Thoraxfilm am unteren Ende an und ziehen Sie ihn etwas zu sich. Schauen Sie horizontal auf den nunmehr schräg getroffenen Film – da Sie durch mehr Film schauen, wird das Mediastinum dunkler und besser beurteilbar.
> - Für die Betrachtung der Rippen am Ende der Analyse drehen Sie den Film um 90°. So kann man dem Rippenverlauf besser folgen und „löst" sich vom Herz-Lungen-Bild.
>
> **Beide Vorgehensweisen bitte vorher üben und verstehen. Das bringt dicke Extrapunkte!**

Wenn Rücken und Füße schmerzen

Fall 2

Sie arbeiten in der Rückenschmerzambulanz eines großen Universitätsklinikums. Die unten abgebildeten repräsentativen Röntgenbilder hat ein türkischer Patient mitgebracht, der der deutschen Sprache nicht mächtig ist. Die 11-jährige Tochter des 35-jährigen Patienten erzählt im schönsten Schwäbisch, dass der Patient seit Jahren über chronische Rückenschmerzen und seit einigen Wochen über Belastungsschmerzen im Fuß klage. Der beiliegende radiologische Befund ist auf Türkisch.

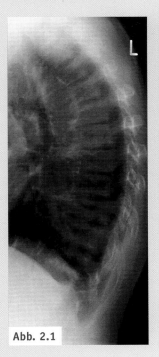

Abb. 2.1

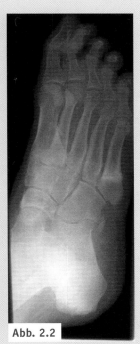

Abb. 2.2

2.1 Diese Wirbelsäule ist eingeschränkt beweglich. Was ist der Grund?

2.2 Welche anderen Krankheiten führen zur Bewegungseinschränkung? Wie unterscheiden sie sich von der vorliegenden?

2.3 Wie beschreiben Sie die Knochenstruktur (Wirbelsäule und Fuß)? Welche hauptsächlichen generalisierten Knochenstrukturveränderungen gibt es?

2.4 Der Fuß ist schmerzhaft. Aus welchem Grund? Wie hängt diese Läsion mit der Grunderkrankung zusammen?

2.5 Was ist Ihre Hauptdiagnose? Wie nennt man die Manifestation an der Wirbelsäule, wie die am Fuß? Auf welche anderen Skelett-Manifestationen muss man gefasst sein?

Diagnose | Renale Osteopathie, sekundärer Hyperparathyreoidismus

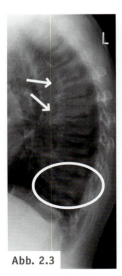
Abb. 2.3

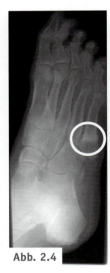
Abb. 2.4

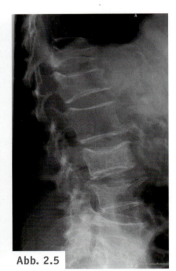
Abb. 2.5

2.1 Diese Wirbelsäule ist eingeschränkt beweglich. Was ist der Grund?

Es besteht eine schwere pontifizierende (überbrückende) Spondylose mit ventralem knöchernen Band (Abb. 2.3, Pfeile) – **Morbus Forrestier.**

2.2 Welche anderen Krankheiten führen zur Bewegungseinschränkung? Wie unterscheiden sie sich von der vorliegenden?

- **Morbus Bechterew:** Beim Bechterew kommt es vorzugsweise zum Befall der Iliosakralfuge und zur Verknöcherung sämtlicher umgebender Bänder der Wirbelsäule zur **Bambuswirbelsäule.**
- Auch schwerste **Degenerationen** der Bandscheibe und der Intervertebralgelenke führen zu Bewegungseinschränkungen. Allerdings sind diese nicht durch knöcherne Spangenbildung bedingt.

2.3 Wie beschreiben Sie die Knochenstruktur (Wirbelsäule und Fuß)? Welche hauptsächlichen generalisierten Knochenstrukturveränderungen gibt es?

- Die Knochenstruktur ist unscharf ohne Dichteminderung, der Befund passt zur **Osteomalazie.**
- Andere generalisierte Veränderungen sind:
  – **Osteoporose:** Dichte vermindert, meist konstitutionell und altersabhängig
  – **Osteosklerose:** Dichte erhöht, meist kongenital, aber auch medikamenteninduziert.

2.4 Der Fuß ist schmerzhaft. Aus welchem Grund? Wie hängt diese Läsion mit der Grunderkrankung zusammen?

- Konturunterbrechung mit Verdichtung am 5. Strahl (Abb. 2.4, Kreis)
- schon länger bestehende, durch inadäquates Trauma verursachte Fraktur des stabilitätsgeminderten Knochens mit Kallusbildung – typisch für den sekundären Hyperparathyreoidismus.

2.5 Was ist Ihre Hauptdiagnose? Wie nennt man die Manifestation an der Wirbelsäule, wie die am Fuß? Auf welche anderen Skelett-Manifestationen muss man gefasst sein?

- Das Bild passt zur **Osteomalazie** (z. B. sekundärer Hyperparathyreoidismus wie bei renaler Osteopathie).
- Die horizontale Streifung der Wirbelkörper (Abb. 2.3, Kreis) wird auch als **Rugger-Jersey-Spine** bezeichnet, die Fraktur am Fuß wird auch **Looser-Umbauzone** genannt.
- Die renale Osteopathie bzw. der sekundäre Hyperparathyreoidismus führen zu:
  – einem **braunen Tumor** als hämorrhagische Destruktion des Knochens
  – **Pfeffer-und-Salz-Muster** des Schädels
  – Resorptionen an Nagelkränzen und Phalangen.

Kommentar

Radiologische Analyse der Knochenstruktur

Der Knochen besteht aus dem äußeren festen Knochenkortex und der inneren wabenartigen Spongiosa. Der Knochenkortex ist dicht wie Elfenbein und wird nur gelegentlich von Gefäßkanälen durchzogen, nach außen und innen ist er glatt begrenzt. Innere Prozesse nagen den Kortex von innen an (z. B. Plasmozytom, Metastasen). Ganz aggressive Prozesse blättern den Kortex auf, zeigen eine unregelmäßige, landkartenähnliche Kontur und brechen schließlich in die Weichteile durch. Wenn es bei Verletzungen, Entzündungen oder malignen Prozessen zu einer periostalen Reaktion kommt, stellt sich die normalerweise glatte äußere Begrenzung des Kortex im Röntgenbild unscharf dar.

Die Spongiosa verleiht dem Knochen mit ihrer trabekulären Struktur, bei nur geringem Gewicht, Stabilität. In ihren Hohlräumen liegt das gut durchblutete Knochenmark, das in der Jugend blutbildend und im Erwachsenenalter großenteils verfettet ist. Entzündliche und maligne Prozesse zerstören die röntgenologisch typische schwammartige Spongiosazeichnung. Bei dicken Knochen und Darmüberlagerungen können große Defekte in der Spongiosa lange unerkannt bleiben.

Generalisierte Knochenstrukturänderungen

Knochenaufbau und -abbau halten sich normalerweise die Waage. Die allgemeine Knochendichte nimmt allerdings bis etwa zum 40. Lebensjahr zu und fällt dann physiologischerweise ab. Bei Frauen ist dieser Vorgang häufig ausgeprägter als beim Mann, da er östrogengesteuert ist. Die Normalwertverteilungen für das jeweilige Alter sind in großen Kollektiven ermittelt worden. Mit der Osteodensitometrie, mittels CT oder speziellem Osteodensitometriegerät, wird der individuelle Wert bestimmt.

Die Osteoporose bekommt Krankheitswert, wenn der Knochen normale Belastungen nicht mehr aushalten kann und bei geringen Traumata frakturiert – **pathologische Fraktur.** Beispiele sind die Schenkelhalsfraktur und die Wirbelkörpersinterung des älteren Menschen. Die Knochendichte ist radiologisch vermindert, die Spongiosa und der Kortex stellen sich sehr zart dar. In der Routine ist das am besten an Röntgenaufnahmen der Lendenwirbelsäule zu erkennen, die dann auch die typischen Fischwirbelfrakturen (Abb. 2.5, BWK 11) und Höhenverluste (Abb. 2.5, BWK 12 u. LWK 2 – 4) zeigen können.

Die **Osteoporose** ist einer der wichtigsten Gründe für chronische Schmerzen im Alter. Führt eine medikamentöse Therapie nicht zum erwünschten Erfolg, können Sinterungsfrakturen mit einer **Vertebroplastie** behandelt werden. Dabei wird durch den Radiologen unter Röntgenkontrolle eine Nadel in den Wirbelkörper vorgeführt und dann Knochenzement eingebracht. Dieser härtet unter großer Hitzeentwicklung aus. Der Wirbelkörper wird dadurch stabilisiert und die Schmerzen nehmen in der Regel deutlich ab. Bei der Vertebroplastie muss darauf geachtet werden, mit der Abhärtungshitze keine Nerven oder das Rückenmark zu verletzen.

Bei der **Osteomalazie** des Hyperparathyreoidismus wird die Knochenzeichnung vor allem unscharf, „verwaschen". Die Zahl der Trabekel nimmt ab, die radiologische Dichte kann vermindert, jedoch auch erhöht sein. Viel häufiger als der durch Nebenschilddrüsenadenome bedingte primäre ist der sekundäre Hyperparathyreoidismus, der vor allem bei der Niereninsuffizienz und somit bei Dialysepatienten auftritt. Je nach Ausprägung des Krankheitsbildes im individuellen Patienten kommt es im Rahmen des Strukturabbaus zu:
- Frakturen, auf die mit periostaler Knochenneubildung reagiert wird (**Looser-Umbauzonen**)
- Zystenbildungen im Knochen (**braune Tumoren**)
- multiplen kleinen Herden im Schädel (**Pfeffer-und-Salz-Muster**)
- Resorptionen an den Phalangen und den Nagelkränzen.

Zu generalisierten Erhöhungen der Knochendichte kommt es vor allem bei kongenitalen Erkrankungen wie der **Osteopetrosis** oder der **Camurati-Engelmann-Erkrankung**. Bei diesen Patienten kann es zum Beispiel durch die Verdichtung und Verplumpung des Knochens zu Kompressionen der Hirnnerven an ihren Knochendurchtritten kommen.

Pathologische Frakturen

Bei vorgeschädigten Knochen führen normale Belastungen zu Frakturen. Der dichte- und stabilitätsgeminderte Knochen des hohen Alters und der Osteoporose bricht bevorzugt im Bereich des Schenkelhalses und der Wirbelsäule. Die Wirbelkörpersinterungen etwa führen zur vermehrten Kyphosierung der Brustwirbelsäule und zum Größenverlust der Betroffenen, zur sprichwörtlichen „little old lady". Die **Osteomalazie** beim Hyperparathyreoidismus führt zu den oben besprochenen **Looser-Umbauzonen.** Knochenmetastasen, Knocheninfektionen und Knochentumoren können ebenfalls zu Frakturen führen. Eine Sonderform der pathologischen Fraktur ist die **Osteoradionekrose**: Sie kann Jahre nach einer Strahlentherapie in den Knochen auftreten, die etwa im Bestrahlungsfeld eines Unterbauchtumors lagen.

> ### Tipps und Tricks
> Internistische Anamnese (Nierenerkrankung, Dialyse) und chronische Medikationen (Kortikosteroide) sind besonders wichtig bei generalisierten Knochenveränderungen.

Gesichtsschmerzen

Fall 3

Das Bild eines 35-jährigen Patienten aus der Notaufnahme wird Ihnen in einem Ihrer ersten internistischen Nachtdienste vorgelegt. Der Patient klagt über Kopfschmerzen seit einigen Tagen.

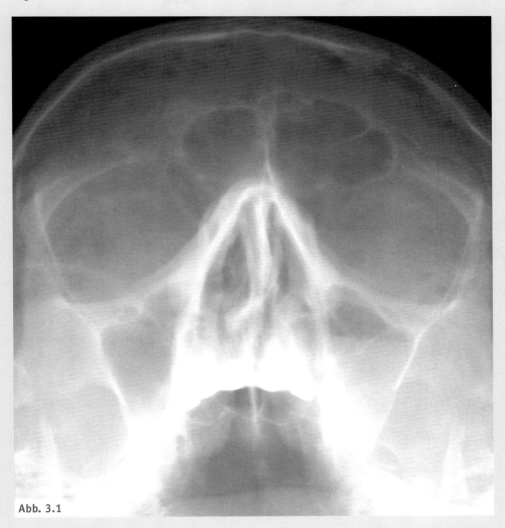

Abb. 3.1

3.1 Was für eine Aufnahme ist das und zu welchem Zweck wird sie angefertigt?

3.2 Wie lautet die Diagnose? Welche Differenzialdiagnosen müssen Sie bedenken?

3.3 Welche Komplikation dieser Erkrankung ist besonders gefürchtet bei einer Manifestation im Sinus frontalis, sphenoidale oder ethmoidale?

3.4 Welche Bildgebung wäre bei Verdacht auf diese Komplikation angebracht?

Diagnose Sinusitis maxillaris

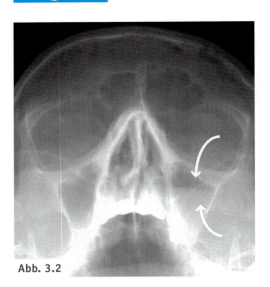

Abb. 3.2

3.1 Was für eine Aufnahme ist das und zu welchem Zwecke wird sie angefertigt?

- Das ist eine Nasennebenhöhlenspezialaufnahme, genauer eine okzipitomentale Aufnahme.
- Sie wird bei klinisch nicht eindeutiger oder therapieresistenter Sinusitis angefertigt.

3.2 Wie lautet die Diagnose? Welche Differenzialdiagnosen müssen Sie bedenken?

- Der Spiegel im linken Sinus maxillaris (Pfeile) deutet auf eine akute Sinusitis hin.
- Differenzialdiagnosen:
    - **Chronische Sinusitis:** Die Sinus sind ebenfalls verdichtet, jedoch typischerweise ohne Spiegel, eher geschrumpft und die Wände sklerotisch verdichtet.
    - **Retentionszysten** (eher groß) und **Schleimhautpolster** (eher flach) können die Sinus auffüllen und zeigen eine rundliche Kontur. Retentionszysten können die Sinus aufweiten.
    - Bei therapieresistenter Verschattung und Knochenarrosion muss an ein **Karzinom** gedacht werden.

3.3 Welche Komplikation dieser Erkrankung ist besonders gefürchtet bei einer Manifestation im Sinus frontalis, sphenoidale oder ethmoidale?

Die gefährlichste Komplikation ist der Durchbruch der Entzündung nach intrakranial mit subsequenter Meningitis und Enzephalitis.

3.4 Welche Bildgebung wäre bei Verdacht auf diese Komplikation angebracht?

Die MRT des Kopfes dient zur Diagnosebestätigung und Statuserhebung. Eine CT ist nur sinnvoll, wenn eine MRT nicht verfügbar oder kontraindiziert ist.

Kommentar

Bei der am häufigsten angefertigten okzipitomentalen Aufnahme sind die Sinus maxillares, die Sinus frontales und die Ausrichtung des Nasenseptums gut sichtbar. Der Sinus sphenoidale ist teilweise unter dem Cavum nasi zu erkennen.

> **Tipps und Tricks**
> Sobald therapiepflichtige Verletzungen wahrscheinlich sind, wird eine CT erforderlich. Geht es um komplexe entzündliche oder maligne Prozesse, ist die MRT die Bildgebung der Wahl.

Zunehmende Luftnot

Fall 4

Das Thoraxbild einer 45-jährigen Patientin, die von ihrem Hausarzt akut eingewiesen wurde, wird Ihnen als Stationsarzt auf der Aufnahmestation vorgelegt. Die Patientin klage über zunehmende Dyspnoe seit vorgestern.

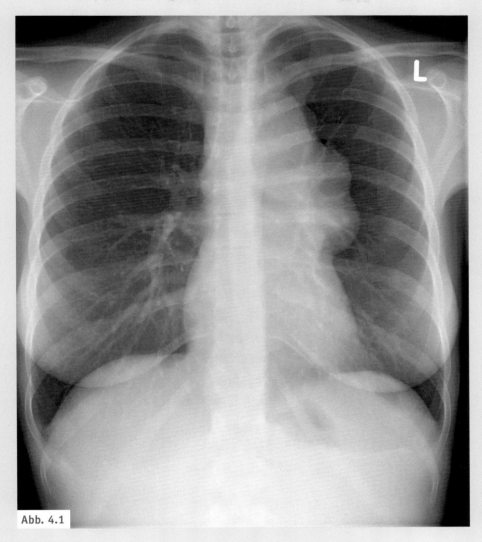

Abb. 4.1

4.1 Beschreiben Sie die Pathologie!

4.2 Welche Differenzialdiagnosen müssen Sie bedenken?

4.3 Welche weitere Bildgebung, welche weitere Diagnostik ist akut erforderlich?

4.4 Welche Bedingungen muss der Patient vor der Intervention erfüllen?

Diagnose Mediastinales Lymphom

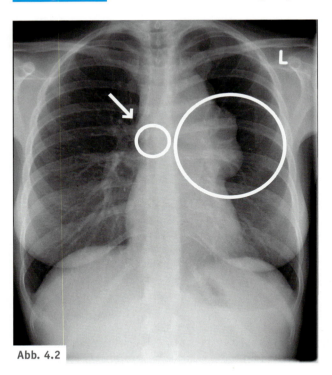

Abb. 4.2

4.1 Beschreiben Sie die Pathologie!

- Es ist eine mehrfach bogig begrenzte Raumforderung (Abb. 4.2, großer Kreis) zu sehen, die sich weder von der Aorta noch dem oberen linken Herzrand eindeutig abgrenzen lässt.
- Die Raumforderung befindet sich also eher im vorderen Mediastinum.
- Zwischen A. pulmonalis und Aortenknopf ist ein aufgefülltes aortopulmonales Fenster zu erkennen.
- Der Azygoswinkel (rechts tief paratracheal, Pfeil in Abb. 4.2) ist normal.
- Es ist eine normale Carina (Trachealbifurkation, kleiner Kreis in Abb. 4.2) zu sehen.
- Die Trachea ist verlagert, jedoch nicht eingeengt.
- Die Lungenfelder sind frei.
- Ein Erguss ist nicht sichtbar.

4.2 Welche Differenzialdiagnosen müssen Sie bedenken?

- Zu beachten sind die klassischen **englischen vier Ts** bei Raumforderungen des vorderen Mediastinums:
  - thyroid (Schilddrüsenstruma)
  - thymoma
  - teratoma
  - terrible Lymphoma
- Eine typische **Struma** läge weiter kranial und verlagert/stenosiert typischerweise die Trachea.
- **Thymom** und **Teratom** sind eher selten und zeigen typischerweise keine akute Symptomatik.

- Außerdem sind **Aneurysmata** des Aortenbogens zu beachten, die ebenfalls eher keine akute Symptomatik zeigen. Ausnahme ist das akute Trauma.
- Die wahrscheinlichste Diagnose ist das **Lymphom**, das einer schnellen Therapie bedarf.

4.3 Welche weitere Bildgebung, welche weitere Diagnostik ist akut erforderlich?

- Die sofortige Thorax-CT dokumentiert die gesamte Ausdehnung der Raumforderung.
- Das CT-Bild zeigt mögliche Zugangswege für die perkutane Biopsieentnahme.
- Eine CT-gestützte Biopsie kann im Anschluss erfolgen.

4.4 Welche Bedingungen muss der Patient vor der Intervention erfüllen?

Die Punktion des Mediastinums birgt die Gefahr der Blutung, der Gefäßverletzung und des Pneumothorax. Die Gerinnung sollte also ausreichend für einen tiefen Eingriff sein:
- Thrombozyten nicht unter 50 000/µl
- Quickwert (TPZ) nicht unter 50%
- keine Aspirineinnahme für eine Woche
- keine respiratorische Insuffizienz, da kurzzeitig Pneus toleriert werden müssen.

Kommentar

Bei einem Trauma müsste als Erstes ein traumatisches Aneurysma ausgeschlossen werden. Das geschieht mit der Kontrastmittel-CT des Thorax. Bei akuten symptomatischen Raumforderungen im Mediastinum ohne Trauma steht das Lymphom im Vordergrund.

Die genaue histologische **Klassifikation der Lymphome** bedarf der Analyse relativ großer und repräsentativer Biopsien. Die Zytologie ist keinesfalls ausreichend. Wünschenswert ist die Entnahme multipler großkalibriger Zylinder durch eine Biopsienadel, die durch eine Führungsnadel mehrfach in den Tumor vorgeführt werden kann. Dabei besteht im Bereich des Mediastinums sowohl die Gefahr eines Pneumothorax als auch einer Verletzung der großen Gefäße. Eine einfache Prozedur hilft, diese Komplikationen zu vermeiden – die **Saline-tunnel-** oder **Kochsalztunnel-Technik** (Abb. 4.3, von links nach rechts). Dabei wird eine Führungsnadel bis kurz vor die gefährdete Struktur (Pleura oder Gefäß) vorgeschoben. Dann wird über diese Nadel 20–50 ml physiologische Kochsalzlösung gegeben. Das dabei entstehende Kochsalzpolster drängt Pleura oder Gefäß zur Seite, sodass die Nadel gefahrlos weiter vorgeschoben werden kann. Liegt die Führungsnadel vor dem Biopsieziel, wird die eigentliche Biopsienadel durch die Führungsnadel in die Läsion geschoben, um dort einen Gewebezylinder zu gewinnen. Meist besteht die Biopsienadel aus einer massiven inneren Nadel, die eine seitliche Aussparung aufweist, in die sich das Gewebe einschmiegt, sowie aus einer schneidenden äußeren Hohlnadel, die in der Folge nach vorne schießt und dieses Gewebe herausschneidet.

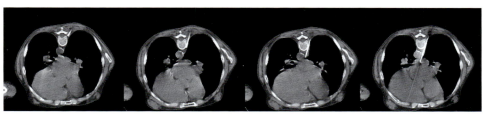

Abb. 4.3

Die Biopsienadel wird dann als Ganzes entfernt, das Gewebefach in ein entsprechendes Behältnis mit Formaldehyd entleert und die Nadel sofort wieder verwendet, bis ausreichendes Material gewonnen ist.

Ist eine Chemotherapie eines Lymphoms abgeschlossen, bedarf das Mediastinum besonderer Aufmerksamkeit. Der Thymus schrumpft bei Stress, also auch bei Chemotherapie. In der Erholungsphase nach Abschluss der Therapie erholt er sich und wird wieder größer – manchmal größer als er vorher war. Dieser „thymus rebound" muss in Kontrolluntersuchungen von einem Lymphomrezidiv unterschieden werden. In Extremfällen ist dafür eine nochmalige Biopsie notwendig.

> **Tipps und Tricks**
> Die Diagnostik muss beim Lymphom zügig und therapieorientiert erfolgen! CT-Punktion sofort anbieten.

Auf den Ellenbogen gefallen

Fall 5

Ein junger Mann kommt in Begleitung seiner hübschen Freundin vom Eisstadion direkt in Ihre neue chirurgische Praxisklinik. Bei einer waghalsigen Figur auf dem Eis ist er unglücklich auf den Ellenbogen gefallen. Nach kurzer orientierender Untersuchung haben Sie schnell eine Aufnahme des Ellenbogens in zwei Ebenen anfertigen lassen.

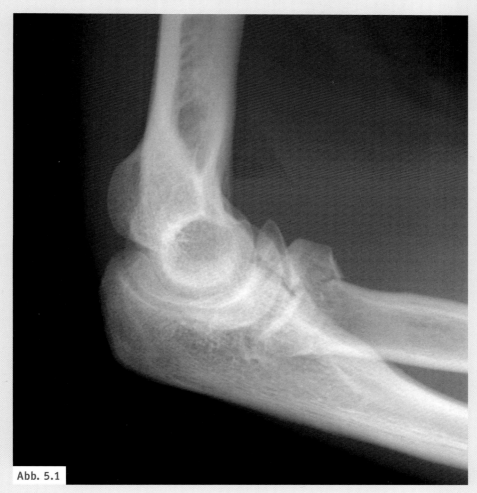

Abb. 5.1

5.1 Welche Verletzung liegt vor?

5.2 Welches typische Zeichen für einen Gelenkerguss liegt vor und wie ist es zu erklären?

5.3 Welche andere Ellenbogen-Verletzung geht mit einer Luxation des Radius einher?

5.4 Welche Verletzung stellt dessen Spiegelbild am distalen Unterarm dar?

Diagnose Radiusköpfchenfraktur

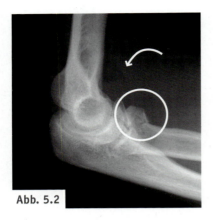

Abb. 5.2

5.1 Welche Verletzung liegt vor?

Typische Radiusköpfchenfraktur (Abb. 5.2, Kreis).

5.2 Welches typische Zeichen für einen Gelenkerguss liegt vor und wie ist es zu erklären?

Ventrales Fettpolsterzeichen oder „fat pad sign" (Abb. 5.2, Pfeil): In den Fossae coronoidea und olecrani des Humerus liegende Fettpolster, die als Stoßdämpfer der Ellenbogenbewegung dienen. Sie sind an der Gelenkkapsel befestigt und klappen bei Auffüllung der Kapsel durch Blut oder Erguss nach außen.

5.3 Welche andere Ellenbogen-Verletzung geht mit einer Luxation des Radius einher?

Der Monteggia-Komplex, der aus einer Luxation des Radiusköpfchens und einer Fraktur der proximalen Ulna besteht.

5.4 Welche Verletzung stellt dessen Spiegelbild am distalen Unterarm dar?

Der Galeazzi-Komplex, der aus einer distalen Radiusfraktur und einer Luxation des Ulnaköpfchens besteht.

Kommentar

Die **Radiusköpfchenmeißelfraktur**, so genannt, weil ein Teil des Köpfchens durch den Epicondylus radialis des Humerus „abgemeißelt" wird, ist die häufigste Fraktur am Ellenbogen. **Stauchungsfrakturen** des Radiusköpfchens können leicht übersehen werden, wenn man allein auf das Köpfchen achtet. Sie gehen aber meist mit einem Gelenkerguss oder einer Einblutung einher. Nach dem **Fettpolsterzeichen** sollte man daher beim Ellenbogen immer bewusst suchen, da es auf eine hohe Frakturwahrscheinlichkeit hinweist. Wenn man eine Fraktur auf den Aufnahmen in zwei Ebenen nicht erkennen kann, sollte man zwei Schrägaufnahmen anschließen.

> **Tipps und Tricks**
> Besonders gut einblenden! Eventuell Raumbeleuchtung anpassen!

Akute Brustschmerzen und Dyspnoe

Fall 6

Ein älterer Herr wurde in die Notaufnahme gebracht. Er klagt über Brustschmerzen und Atemnot seit einigen Stunden. Der junge Internist vom Dienst hat Sie als erfahrenen Kollegen zur Beurteilung des Thorax hinzugebeten. Das EKG-Resultat liegt noch nicht vor, die Laborwerte sind frisch abgenommen.

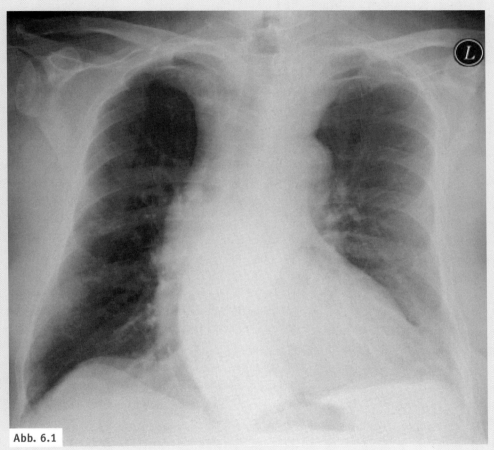

Abb. 6.1

6.1 An welche Diagnosen denken Sie?

6.2 Welche radiologischen Befunde würden Sie dabei erwarten?

6.3 Welchen radiologischen Befund können Sie jetzt erheben?
Der junge Kollege ruft durch und sagt Ihnen, dass die EKG-Zeichen auf eine Lungenembolie hinweisen könnten.

6.4 Welche Diagnostik empfehlen Sie zur Etablierung der Diagnose und weshalb?

Diagnose Lungenembolie

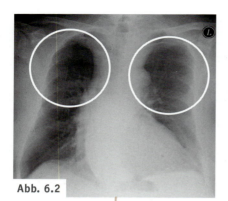

Abb. 6.2

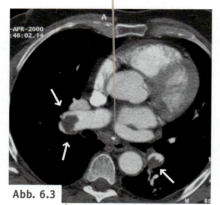

Abb. 6.3

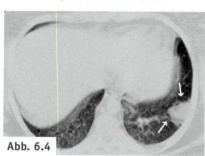

Abb. 6.4

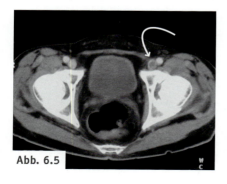

Abb. 6.5

6.1 An welche Diagnosen denken Sie?

Herzinfarkt, Pneumonie, Aortendissektion, Lungenembolie.

6.2 Welche radiologischen Befunde würden Sie dabei erwarten?

- Beim **Herzinfarkt** mit Atemnot könnte eine kardiogene Stauung zu sehen sein.
- Bei einer **Pneumonie** könnte man pulmonale Infiltrate und eventuell einen Erguss erwarten.
- Bei einer **Aortendissektion** könnte die Aorta verbreitert sein.
- Bei der **Lungenembolie** könnte man Belüftungsstörungen, periphere Infiltrate als Korrelate von Infarkten, Ergüsse und Minderperfusionen erwarten.
- Sowohl bei der Aortendissektion als auch bei der Lungenembolie sieht man in der Regel nichts.

6.3 Welchen radiologischen Befund können Sie jetzt erheben?

- Man erkennt im Seitenvergleich eine Minderperfusion (kleinere und rarefizierte Gefäße) besonders im rechten Oberfeld (Abb. 6.2, Kreise), die Hinweis auf eine Lungenembolie sein kann.
- Außerdem ist die Aorta stark gekrümmt und dicht.
- Die vermehrte Dichte links ist am ehesten durch die Rotation des Patienten bedingt.

6.4 Welche Diagnostik empfehlen Sie zur Bestätigung der Diagnose und weshalb?

Zur Bestätigung der Diagnose sollte eine CT-Angiographie der Arteria pulmonalis, am besten mit sofort anschließender CT-Venographie, durchgeführt werden. Die Untersuchung beweist die relevante Lungenembolie, indem sie die umflossenen Thromben in der Pulmonalis zeigt (Abb. 6.3, Pfeile), den möglicherweise resultierenden Lungeninfarkt (Abb. 6.4, Pfeile) sowie die relevante Thrombose in den Oberschenkeln und dem Becken (Abb. 6.5, Pfeil). Pneumonien, Aortendissektionen oder Tumoren, die eine ähnliche Symptomatik hervorrufen können, werden in derselben Untersuchung ausgeschlossen oder nachgewiesen.

Kegelfreunde mit Rückenschmerzen

Fall 7

Zwei Patienten stellen sich in Ihrer allgemeinmedizinischen Sprechstunde vor. Sie klagen beide über Rückenschmerzen, die in letzter Zeit deutlich zunehmen und sie beim gemeinsamen Kegelsport arg behindern. Die „üblichen Spritzen in den Po" verhelfen nur vorübergehend zur Linderung. Aktuell haben beide keine neurologischen Ausfälle. Sie lassen von beiden Patienten Übersichtsaufnahmen der LWS anfertigen.

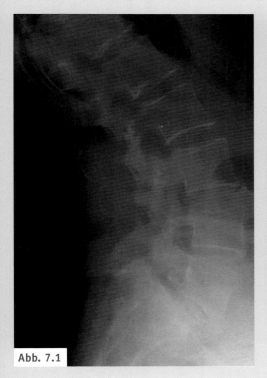

Abb. 7.1

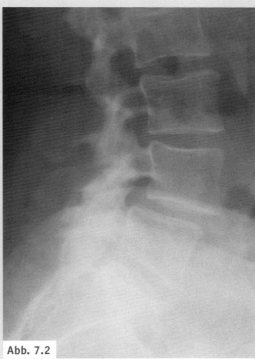

Abb. 7.2

7.1 Welche Diagnosen sehen Sie in den Abbildungen 7.1 und 7.2?

7.2 Wie misst man die Ausprägung und welche liegt jeweils vor?

7.3 Welche Ursachen kennt man für beide Diagnosen?

7.4 Wie unterscheidet man beide Entitäten im Seitenbild?

7.5 Welche Zusatzaufnahmen könnte man zur Verifizierung anfertigen?

Diagnose: Spondylolisthesis vera und Pseudospondylolisthesis

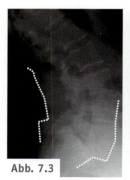
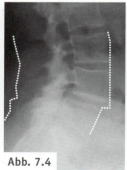
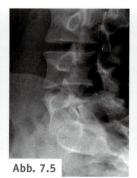
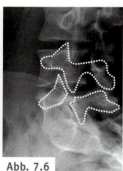

Abb. 7.3 Abb. 7.4 Abb. 7.5 Abb. 7.6

7.1 Welche Diagnosen sehen Sie in den Abbildungen 7.1 und 7.2?

Spondylolisthesis vera von L5/S1 und Pseudospondylolisthesis von L4/L5.

7.2 Wie misst man die Ausprägung und welche liegt jeweils vor?

Der sagittale Durchmesser der unteren Deckplatte wird geviertelt. Der **Meyerding-Grad** richtet sich danach, über welchem dieser Viertel I–IV die Hinterkante des oberen Wirbels steht. In der Abbildung 7.1 liegt ein Meyerding II, in der Abbildung 7.2 ein Meyerding I vor.

7.3 Welche Ursachen kennt man für beide Diagnosen?

- **Spondylolisthesis vera** kongenital oder posttraumatisch:
  - beidseitige Spaltbildung in der Pars interarticularis des Wirbelkörpers
  - bis zu 4% der Bevölkerung betroffen, Beschwerden schon bei jungen Menschen.
- **Pseudospondylolisthesis** degenerativ (Intervertebralgelenke und Bandscheibe) bei Älteren.

7.4 Wie unterscheidet man beide Entitäten im Seitenbild?

Die **Spondylolisthesis vera** zeigt eine Ventralverschiebung des Wirbelkörpers, ohne dass der dazugehörige, jedoch abgetrennte Processus spinosus sich mitbewegt: Die Gefügestörung ist daher ventral eine Stufe tiefer als dorsal (Abb. 7.3).
Die **Pseudospondylolisthesis** zeigt eine Ventralverschiebung des gesamten Wirbelkörpers inklusive Processus spinosus in den Intervertebralgelenken und der Bandscheibe: Die Gefügestörung ist daher ventral und dorsal auf einer Stufe (Abb. 7.4).

7.5 Welche Zusatzaufnahmen könnte man zur Verifizierung anfertigen?

Schrägaufnahmen zeigen den defekten Wirbelbogen aufgedreht (Abb. 7.5). Eine **Hundefigur** oder ein „Scottie dog" wird erkennbar (Abb. 7.6). Der obere Gelenkfortsatz ist das Ohr, der untere die vordere Tatze. Der Defekt bei der Spondylolisthesis vera entspräche dem Hundehalsband.

Kommentar

Beide Veränderungen können im Bandscheiben-CT-Bild übersehen werden. Deshalb immer erst LWS-Aufnahmen erbitten.

Das akute Abdomen

Fall 8

Eine ältere Dame wird von ihren Enkeln in Ihre Notfallaufnahme gebracht. Sie klagt über Schmerzen im Abdomen und Übelkeit. Den letzten Stuhlgang hatte sie vor zwei Tagen. Sie wurde vor drei Jahren an beiden Hüften operiert. Sie haben eine Abdomenübersicht im Stehen erbeten.

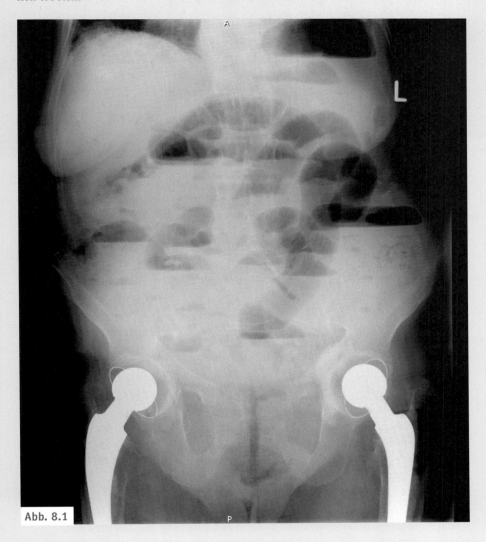

Abb. 8.1

8.1 Welche Diagnostik fordern Sie beim akuten Abdomen an und warum?

8.2 Welchen Hauptbefund sehen Sie in Abbildung 8.1?

8.3 Welche Ursachen kennen Sie für dieses Krankheitsbild?

8.4 Was ist bei der Aufnahmeanfertigung besonders zu beachten?

Diagnose: Dynamischer, obstruktiver Ileus

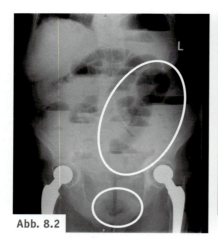

Abb. 8.2

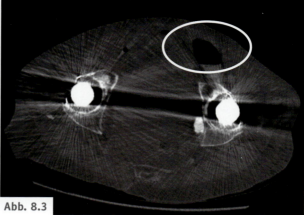

Abb. 8.3

8.1 Welche Diagnostik fordern Sie beim akuten Abdomen an und warum?

- **Ultraschalluntersuchung** des Abdomens:
  - Ausschluss bzw. Nachweis freier Flüssigkeit (Blut, Aszites, Darminhalt)
  - Beurteilung von abdomineller Aorta (Aneurysma, Dissektion), Gallenblase (Cholezystitis), Nieren (Stauung, Konkremente), Blase (Füllungszustand, Konkremente in der Uretermündung), Weite der Dünndarmschlingen, Peristaltik.
- **Abdomenübersicht:**
  - Nachweis freier Luft (Ruptur Magen, Darm), peristaltischer Störung/Ileus
  - Dokumentation typischer Luftverteilungsmuster (z. B. bei Sigmavolvulus)
  - Nachweis typischer Verkalkungen (z. B. bei chronischer Pankreatitis, Nieren- und Harnleiterkonkremente).
- **Thoraxübersicht:** vor allem zum Ausschluss freier subdiaphragmaler Luft, basaler Pneumonie, Stauung (bei Herzinfarkt).
- **CT des Abdomens:** wenn Fragen offen sind und der Zustand des Patienten es erlaubt.

8.2 Welchen Hauptbefund sehen Sie in Abbildung 8.1?

- keine freie Luft unterm Zwerchfell
- multiple aufgestellte luftgefüllte Dünndarmschlingen (Abb. 8.2, großer Kreis)
- ausgeprägte Flüssigkeitsspiegelunterschiede (Abb. 8.2, großer Kreis) als Hinweis auf starke Peristaltik bei Obstruktion (dynamischer oder obstruktiver Ileus)
- luftgefüllte Schlinge in Projektion auf die linke Leiste (Abb. 8.2, kleiner Kreis)
- nur minimale Luft im Kolonrahmen als Hinweis auf davor gelegene Obstruktion
- Diagnose: dynamischer oder obstruktiver Ileus, am ehesten **Dünndarmileus**, hier wohl durch inkarzerierte Leistenhernie links bedingt (Abb. 8.3, beweisende CT).

8.3 Welche Ursachen kennen Sie für dieses Krankheitsbild?

- Bridenileus
- Tumorobstruktion
- Obstruktion durch entzündlichen Prozess (z. B. Divertikulitis)
- Obstruktion durch inkarzerierte Hernie.

8.4 Was ist bei der Aufnahmeanfertigung besonders zu beachten?

- Aufnahme im Stehen oder in Linksseitenlage
- rechtes Zwerchfell muss abgebildet sein
- horizontaler Strahlengang
- Patient muss vor Aufnahme 5 – 10 Minuten in Stellung verharren.

Kommentar

Ultraschall

Der orientierende Ultraschall des Abdomens ist die erste Maßnahme im Notfallraum. Freie Flüssigkeit im Abdomen – am besten und frühesten zwischen Leber und Niere (**Morrison'scher Raum**) zu erkennen – bedeutet bei bisher gesunden Patienten zuerst einmal „Blut" und wird sofort den primär behandelnden Ärzten mitgeteilt. Ob eine Operation erfolgt, ist abhängig von dem Ausmaß der Blutung und dem Zustand des Patienten. Bis alles ins Rollen kommt, wird weiter geschallt: Sieht man Flüssigkeit im Perikard und in den Pleuraräumen? Sind Leber und Milz, sind Gallenblase und Aorta normal? Die Aussagekraft einer Notfall-Ultraschalluntersuchung ist häufig begrenzt: Nur die CT kann unter den obwaltenden Umständen das Pankreas und die Milz wirklich zuverlässig darstellen. Auch gilt es Folgendes zu bedenken: Die Ultraschalluntersuchung ist eine Momentaufnahme in den ersten Minuten der Notfalltherapie. Hat der Patient einen tiefen Schock, kann die Blutung gering sein. Ist der Patient erst einmal druckstabilisiert, nimmt die Blutung an Stärke zu. Die genaue Uhrzeit der Befunderhebung gehört daher in den Ultraschallbefund und nach der Kreislaufstabilisierung sollten Kontrolluntersuchungen durchgeführt werden.

Abdomenübersicht

Am sichersten – und am schnellsten – erfolgt der Ausschluss einer Darmperforation, also der freien Luft, mit der Abdomenübersicht. Damit freie Luft aus allen Bereichen des Abdomens sich unter dem rechten Zwerchfell sammeln und die Peristaltik wirksam werden kann, muss der Patient in der Aufnahmeposition 5 – 10 Minuten verharren. Diese Diagnose kann auch die Thoraxaufnahme im Stehen sichern. Die Abdomenübersicht erfolgt im Stehen oder in Linksseitenlage, jeweils bei horizontalem Strahlengang, um Flüssigkeitsspiegel erkennen zu können.

Der Nachweis der freien Luft in der Abdomenübersicht gelingt am besten und frühesten – schon bei wenigen Milli-Litern – auf der rechten Seite zwischen Leber und Zwerchfell. Zumindest im Stehen geht die freie Luft zwar auch unter das linke Zwerchfell, dort muss sie aber von Luft im Magen und in der Kolonflexur differenziert werden. In Extremfällen ist das Abdomen so mit Luft gefüllt, dass auf der Aufnahme die innere **und** äußere Kontur der Darmwand zu erkennen ist: das nach seinem Erstbeschreiber benannte **Rigler-Zeichen** (Abb. 16.2, weißer Pfeil).

Die Analyse der intraintestinalen Luftverteilung ist der nächste Schritt. Gas im Dickdarm ist normal. Im Dünndarm sieht man es selten. Wenn luftgefüllte Dünndarmschlingen sichtbar werden, muss man daher „wach" werden: Der Fachausdruck lautet **Wächterschlinge** oder sentinel loop (großer Kreis, Abb. 8.2). Sie deutet auf Störungen des Transports hin. Ist die Peristaltik dabei erhalten oder sogar vermehrt, z. B. beim obstruktiven Ileus, treibt sie die beiden Flüssigkeitsspiegel einer Wächterschlinge auf unterschiedliche Niveaus und erlaubt damit die Differenzierung des dynamischen, obstruktiven Ileus zum paralytischen Ileus. Allerdings kann auch ein obstruktiver Ileus schließlich „ermüden". Und eigentlich wird ein Ileus vor allem mit dem Stethoskop diagnostiziert, dessen Besitz und Nutzung auch weiterhin erlaubt ist. Ist der obstruktive Ileus diagnostiziert, gilt es den Ort des Verschlusses festzustellen. Hinter einem Verschluss wird die Luft resorbiert. Ist der Dickdarm komplett luftleer, geht man von einem Verschluss im Dünndarm aus. **Zökumtumoren** werden eher zum Bild eines Dünndarmileus führen. Beim **Volvulus** – der Drehung des Darms um seine mesenteriale Aufhängung – liegt ein isoliertes gebläthes Darmstück vor. Zum Volvulus kommt es im Bereich des Zökums und des Sigmas.

Hilfreich ist auch die Suche nach und die Analyse von Verkalkungen. Die **chronische Pankreatitis** gibt sich durch Kalkspritzer im Organ zu erkennen – der Weg zum akuten Schub als Ursache des akuten Abdomens ist dann nicht mehr weit. Verkalkungen in der Niere und im Verlauf des Harnleiters deuten auf die Urolithiasis hin, die ebenfalls das Bild eines akuten Abdomens bieten kann.

> **Tipps und Tricks**
> Beim akuten Abdomen gilt: Die Kosten einer Untersuchungsmethode haben nichts mit der Aussagekraft zu tun. Und: Schnelligkeit ist Trumpf.

Wie der Vater so der Sohn?

Fall 9

In Ihre renommierte sportmedizinische Sprechstunde kommt ein Vater-Sohn-Gespann. Der Sohn ist Tennishalbprofi, der Vater war in seiner Zeit ein bekannter Handballer. Beide haben starke Schulterbeschwerden. Sie lassen bei beiden Röntgenaufnahmen der Schulter anfertigen.

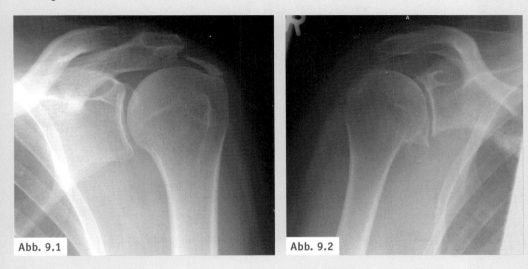

Abb. 9.1　　　　　　　　　　　　　　Abb. 9.2

9.1　Welche Befunde können Sie in Abbildung 9.1 erheben und zu welcher Diagnose kommen Sie?

9.2　Welche Befunde können Sie in Abbildung 9.2 erheben und zu welcher Diagnose kommen Sie?

9.3　Welche Befunde würde man bei einer Arthritis erheben?

9.4　Welche Bildgebung würden Sie veranlassen, wenn Sie bei anhaltenden Schulterbeschwerden in der Röntgenaufnahme keine Auffälligkeit sehen?

Diagnose: Ansatztendinose und Omarthrose

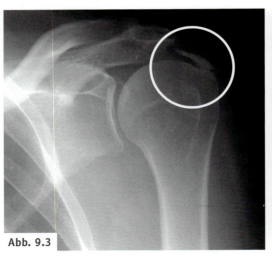
Abb. 9.3

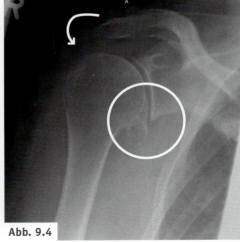
Abb. 9.4

9.1 Welche Befunde können Sie in Abbildung 9.1 erheben und zu welcher Diagnose kommen Sie?

- dichte **Verkalkung** des Rotatorenmanschettenansatzes am Tuberculum majus (Abb. 9.3, Kreis)
- keine **osteophytären Anbauten** am Schulter- und Akromioklavikulargelenk
- normale **Gelenkspaltbreite** im humeroglenoidalen Gelenk
- Diagnose: **Ansatztendinose.**

9.2 Welche Befunde können Sie in Abbildung 9.2 erheben und zu welcher Diagnose kommen Sie?

- geringe **Gelenkspaltminderung** humeroglenoidal mit begleitender Sklerosierung
- **osteophytärer Anbau** an der medialen Gelenkbegrenzung des Humerus (Abb. 9.4, Kreis)
- **Konturunregelmäßigkeit** am Tuberculum majus (Abb. 9.4, Pfeil)
- Diagnose: **Omarthrose** (Arthrose des humeroskapulären Gelenkes).

9.3 Welche Befunde würde man bei einer Arthritis erheben?

- eher gleichmäßige Gelenkspaltminderung
- gelenknahe Entkalkung
- knöcherne Usuren in der Gelenkperipherie
- Ankylosen in der Spätphase.

9.4 Welche Bildgebung würden Sie veranlassen, wenn Sie bei anhaltenden Schulterbeschwerden in der Röntgenaufnahme keine Auffälligkeit sehen?

- MRT dokumentiert umfassend Muskeln, Ligamente, Kapselanteile, Knorpel und Knochen
- bei Verdacht auf Labrumläsion auch CT- oder MRT-Arthrographie.

Kommentar

Formveränderungen des Akromion sowie die häufige Auftreibung des Akromioklavikulargelenkes bei Arthrose begünstigen die Degeneration der Rotatorenmanschette.

Rückkehr aus Ladakh

Fall 10

Nach dreijährigem Aufenthalt in einer Klostergemeinschaft auf dem Dach der Welt haben zunehmende gesundheitliche Probleme zwei Patienten wieder in heimatliche Gefilde zurückgeführt. Einer von ihnen wurde direkt nach der Rückkehr operiert. Der weiteren Behandlung hat er sich nach einer Weile entzogen und jede weitere Auseinandersetzung mit seiner Krankheit abgelehnt. Sein Freund wird seinen Husten nicht mehr los. Nach einer ersten Untersuchung haben Sie bei beiden eine Thoraxröntgenuntersuchung (Abb. 10.1 u. 10.2) erbeten.

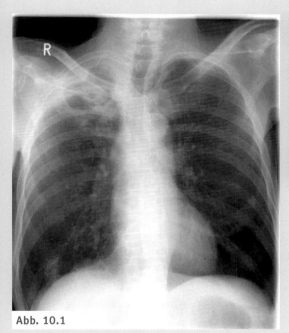

Abb. 10.1

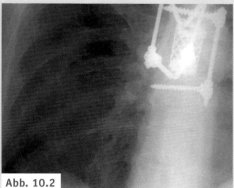

Abb. 10.2

10.1 Welche Befunde können Sie in Abbildung 10.1 erheben und zu welcher Diagnose kommen Sie?

10.2 Welche Befunde können Sie in Abbildung 10.2 erheben und zu welcher Diagnose kommen Sie?

10.3 Die Spuren welcher OP sehen Sie in Abbildung 10.2 und was war die wahrscheinlichste präoperative Diagnose?

10.4 Welche Maßnahmen würden Sie in Ihrer Praxis einleiten?

Diagnose Tuberkulöse Kaverne und Miliartuberkulose

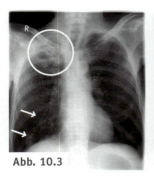
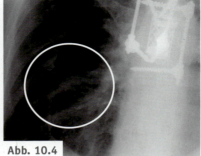

Abb. 10.3 Abb. 10.4

10.1 Welche Befunde können Sie in Abbildung 10.1 erheben und zu welcher Diagnose kommen Sie?

- dickwandige Lungenkaverne in der rechten Lungenspitze (Abb. 10.3, Kreis)
- apikale Pleuraverdickung
- Kranialraffung des rechten Hilus
- perivaskuläre peribronchiale Verdichtungen im rechten Unterfeld (Abb. 10.3, Pfeile)
- Diagnose: offene **Tuberkulose** mit Kaverne und peribronchialen Infiltraten basal.

10.2 Welche Befunde können Sie in Abbildung 10.2 erheben und zu welcher Diagnose kommen Sie?

- multiple Knötchen im Lungenkern (Abb. 10.4, Kreis)
- Markierung des großen Lappenspaltes (Fissura major) durch Erguss
- Diagnose: **miliares Muster,** bei entsprechender Anamnese und Klinik gut passend zu einer Miliartuberkulose.

10.3 Die Spuren welcher OP sehen Sie in Abbildung 10.2 und was war die wahrscheinlichste präoperative Diagnose?

- Zustand nach Einbringung eines Titankorbes und Anbringung von drei internen Fixateurs an der Wirbelsäule
- wahrscheinlich Zustand nach tuberkulöser **Spondylodiscitis,** die durch Ausräumung und osteosynthetische Stabilisierung versorgt wurde.

10.4 Welche Maßnahmen würden Sie in Ihrer Praxis einleiten?

Bei offener Tuberkulose sind folgende Maßnahmen einzuleiten:
- Mundschutz für den Patienten
- Scheuer-Wisch-Desinfektion der benutzten Räume sowie der darin befindlichen Flächen und Gegenstände
- bei bestätigter offener Tuberkulose Meldung an den Amtsarzt sowie den Betriebsarzt
- Meldung sämtlicher an Behandlung und Pflege beteiligter Mitarbeiter an den Amtsarzt bzw. den Betriebsarzt.

Kommentar

Die Tuberkulose nimmt in den letzten Jahren zahlenmäßig wieder zu, nachdem sie über einen langen Zeitraum an Bedeutung verlor. Man muss täglich mit ihr rechnen.

Auf dem Weg ins Pflegeheim

Fall 11

Bei glatter Fahrbahn sind zwei Patienten mit ihrem PKW gegen einen Alleebaum geknallt. Es handelt sich um einen 75-jährigen Herrn, der von seinem Enkel (25 Jahre) nach der weihnachtlichen Familienfeier wieder ins Altersheim gebracht werden sollte. Beide erschienen, nachdem sie von den Feuerwehrleuten aus dem Wrack befreit worden waren, zeitlich und örtlich nicht einwandfrei orientiert zu sein. Beide haben Frakturen an den Unterschenkeln. Die CT-Bilder des Kopfes haben Sie anfertigen lassen, um Verletzungen am Kopf auszuschließen.

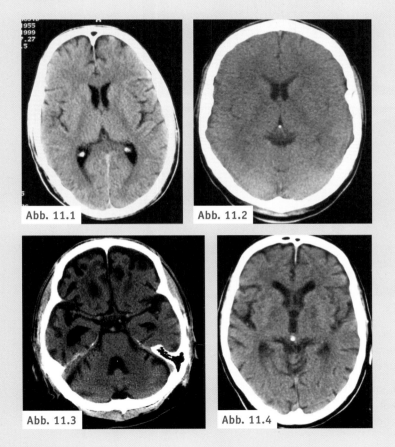

Abb. 11.1
Abb. 11.2
Abb. 11.3
Abb. 11.4

11.1 In Abbildung 11.1 ist der wesentliche Befund des Enkels abgebildet. Woran erkennen Sie eine Blutung und welche Hauptarten gibt es? Was fällt sonst noch auf?

11.2 Zufällig haben Sie ein normales Kopf-CT-Bild eines Gleichaltrigen dabei (Abb. 11.2). Welche Diagnosen müssen Sie nun bei dem jungen Patienten erwägen?

11.3 Der repräsentative CT-Schnitt des älteren Herren (Abb. 11.3) zeigt eine deutliche Veränderung. Welche? Das Vergleichsbild eines normalen Gleichaltrigen (Abb. 11.4) bringt Sie weiter. Welche Diagnosen müssen Sie erwägen?

Diagnose: HIV-Enzephalopathie und Morbus Alzheimer

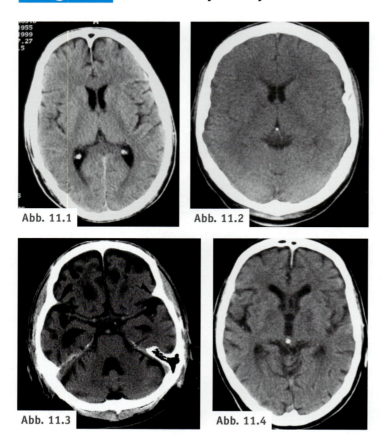

Abb. 11.1 Abb. 11.2

Abb. 11.3 Abb. 11.4

11.1 In Abbildung 11.1 ist der wesentliche Befund des Enkels abgebildet. Woran erkennen Sie eine Blutung und welche Hauptarten gibt es? Was fällt sonst noch auf?

- im nativen Kopf-CT-Bild Blutung an hoher Dichte zu erkennen
- intraparenchymatöse, subdurale, epidurale, subarachnoidale und ventrikuläre Blutung
- für das Lebensalter (25) zu deutliche Demarkierung der äußeren und inneren Liquorräume.

11.2 Zufällig haben Sie ein normales Kopf-CT-Bild eines Gleichaltrigen dabei (Abb. 11.2). Welche Diagnosen müssen Sie nun bei dem jungen Patienten erwägen?

- **temporärer Volumenverlust:** Dehydratation, Unterernährung (z. B. Anorexia nervosa), Kortikosteroidmedikation
- **irreversibler Volumenverlust, Atrophie:** chronischer Alkoholismus, Drogenabusus, HIV-Enzephalopathie (in diesem Fall), Z. n. Meningitis, Z. n. Hirnbestrahlung/Chemotherapie.

11.3 Der repräsentative CT-Schnitt des älteren Herren (Abb. 11.3) zeigt eine deutliche Veränderung. Welche? Das Vergleichsbild eines normalen Gleichaltrigen (Abb. 11.4) bringt Sie weiter. Welche Diagnosen müssen Sie erwägen?

- ausgeprägte generalisierte Atrophie mit starker Aufweitung der inneren und äußeren Liquorräume, die mit einer entsprechenden Demenz einhergehen sollte
- Differenzialdiagnosen: Morbus Alzheimer (60% der Demenzen), Morbus Binswanger/subkortikale arteriosklerotische Enzephalopathie (25%) und Morbus Pick (frontal betonte Atrophie, 10%).

Kommentar

Das Hirn sagt von allen Organen am meisten über Alter und Lebensstil aus. Das Hirnvolumen nimmt mit dem Alter ab. Der erste Blick bei einer Schädeluntersuchung, CT- oder MRT-Aufnahme, geht daher auf das Geburtsdatum, da nur so das Volumen richtig einzuschätzen ist. Chronischer Alkohol- und Drogenabusus führt regelmäßig zu Volumenverlust und ist in Notaufnahmen häufig überrepräsentiert. Die HIV-Enzephalopathie ist bei der entsprechenden Grunderkrankung zu erwägen. Trügerisch sind die Folgen der Kortikosteroidmedikation. Die dadurch bedingten Veränderungen sind in CT-Aufnahmen nicht von einer normalen Atrophie zu unterscheiden, sie können sich aber nach Behandlungsende komplett zurückbilden. Häufige Ursachen für eine Atrophie bei onkologischen Patienten sind Chemotherapien und Hirnbestrahlungen.

> **Tipps und Tricks**
> Bei CT-Bildern empfiehlt sich außerdem ein Blick auf das Übersichtstopogramm, da darauf der Gebissstatus erkennbar ist, der wiederum orientierende Rückschlüsse auf den Lebensstil – genauer die Mundhygiene – zulässt.

Kontrolle bei Lymphomtherapie

Auf dem Anforderungsschein einer 67-jährigen Patientin steht „ZNS-Lymphom, Thoraxroutine unter Therapie". Sie haben in Anbetracht der Primärdiagnose einen Thorax in zwei Ebenen anfertigen lassen.

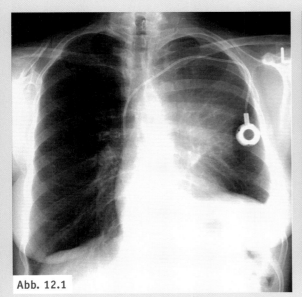

Abb. 12.1

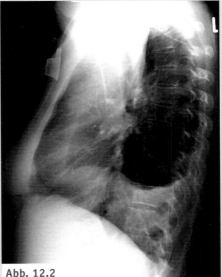

Abb. 12.2

12.1 Welche Einzelbefunde können Sie in Abbildung 12.1 erheben und zu welcher Diagnose kommen Sie auf dieser Basis?

12.2 Die Seitaufnahme (Abb. 12.2) bestätigt die Diagnose. Welche Einzelbefunde können Sie erheben?

12.3 Welche Ursachen kann die dargestellte Veränderung haben und wo würde man genauer hinschauen?

12.4 Welche weitere Diagnostik würden Sie empfehlen?

Diagnose Oberlappenatelektase links

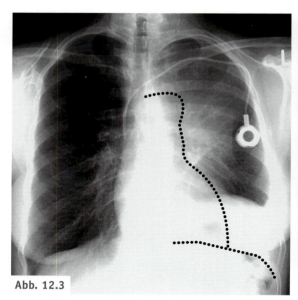

Abb. 12.3

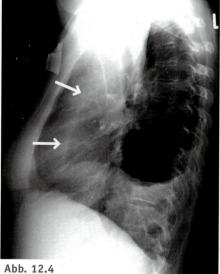

Abb. 12.4

12.1 Welche Einzelbefunde können Sie in Abbildung 12.1 erheben und zu welcher Diagnose kommen Sie auf dieser Basis?

- Aufnahme im Stehen
- korrekt liegender Port
- homogene Verdichtung des gesamten Hemithorax
- Hochstand linkes Zwerchfell (Abb. 12.3, gestrichelte Linie für normale Höhe)
- Konturverlust linker Herzrand (**Silhouettenphänomen;** Abb. 12.3, gestrichelte normale Kontur)
- Hilus links nicht eindeutig abgrenzbar
- Diagnose: **Obstruktionsatelektase** des Oberlappens links.

12.2 Die Seitaufnahme (Abb. 12.2) bestätigt die Diagnose. Welche Einzelbefunde können Sie erheben?

- bandförmige Verdichtung entlang der vorderen Thoraxwand, dem atelektatischen Oberlappen entsprechend (Abb. 12.4, weiße Pfeile)
- Hochstand des linken Zwerchfells
- Winkelerguss links
- kompensatorische Überblähung des linken Unterlappens.

12.3 Welche Ursachen kann die dargestellte Veränderung haben und wo würde man genauer hinschauen?

- in dieser Altersgruppe vor allem Bronchialkarzinom
- bei bekanntem ZNS-Lymphom auch Lymphommanifestation erwägen
- im Kleinkindalter aspirierter Fremdkörper
- genauere Inspektion der Hili, des Azygoswinkels, des aortopulmonalen Fensters und der Carina zur Erkennung des Tumors oder vergrößerter Lymphknoten.

12.4 Welche weitere Diagnostik würden Sie empfehlen?

- fiberoptische Bronchoskopie zur Bestätigung der Obstruktion und Gewebeentnahme
- CT des Thorax, die Nebennieren einschließend, zum Staging bei neoplastischer Obstruktion.

Kommentar

Bei einer umschriebenen Verschattung in der Lunge empfiehlt es sich folgende Fragen zu beantworten:

Ist es wirklich eine singuläre Läsion?

Diese Frage ist als Erstes zu klären. Dabei sollte man sich klarmachen, dass ein Drittel der Lunge im Röntgenbild unterhalb der Zwerchfellsilhouette oder im Herzschatten befindlich ist. Ignoriert man dieses Faktum, wird man ein Drittel aller Läsionen übersehen. Handelt es sich um mehrere Läsionen, denkt man zunächst je nach Klinik und Alter an Metastasen oder septische Infarkte. Ist die Läsion wirklich singulär, geht die Analyse weiter.

Wo ist die Läsion?

Dabei kommt die Konturauslöschung der Herzkontur und des Zwerchfells – das **Silhouettenphänomen** – zum Einsatz. Der Verlust der Herzkontur deutet rechts auf ein Problem des Mittellappens, links auf eine Veränderung in der Lingula des Oberlappens hin. Die Lappen sind dann nicht mehr luftgefüllt. Der Verlust der Zwerchfellkontur weist auf den jeweiligen Unterlappen hin. Die Begrenzung durch eine Fissur lässt weitere Rückschlüsse zu: Eine Verschattung, die nach kranial durch die Fissura minor begrenzt ist, kann nur im Mittellappen, ein Schatten, der nach kaudal von ihr begrenzt wird, nur im rechten Oberlappen liegen. Alle Lungenläsionen oberhalb des Aortenbogenniveaus liegen im Oberlappen. Alle, die die Aortenbogenkontur verschwinden lassen, liegen im linken Oberlappen.

Ist die Binnenstruktur homogen oder inhomogen?

Bei homogener Binnenstruktur ist die gesamte Läsion luftleer. Ein solider Tumor ersetzt das gesunde Lungengewebe. Bei einem Pleuraerguss, egal ob frei verlaufend oder abgekapselt, ist die Lunge komplett verdrängt. Der Bronchusverschluss bei der Obstruktionsatelektase führt zu einer kompletten Luftresorption in Alveolen und Bronchien.
Ist die Binnenstruktur inhomogen, kann das zum Beispiel daran liegen, dass die luftgefüllten Bronchien vor dem Hintergrund der luftleeren Alveolen sichtbar werden: Dieses **positive Bronchopneumogramm** findet man bei Pneumonien, bei einem Ödem oder einer Kompressionsatelektase. **Höhlenbildungen** treten bei einschmelzenden Pneumonien (z.B. der Tuberkulose), Tumoren oder Metastasen auf. Es gibt auch vorbestehende Bullae, die dann sekundär von Pilzen (Aspergillus) besiedelt werden. Eine fleckig-flächige Zeichnung weist auf einen alveolären Prozess hin.

Ist die Begrenzung der Verschattung glatt oder unregelmäßig, gerade oder gelappt?

Glatte, gerade Begrenzungen in der Lunge sind in der Regel Lappengrenzen. Zur Lungenperipherie und zur Thoraxwand hin sprechen sie für einen pleuralen Prozess, etwa einen Erguss, eine Verschwielung oder einen pleuralen Tumor. Scharfe Konturen findet man z.B. bei Metastasen. Unregelmäßige, gezackte Grenzen zur umgebenden Lunge findet man bei Bronchialkarzinomen und Infektionen.

Besteht ein Volumenverlust oder ein Volumenzuwachs?

An der Verlagerung beweglicher normaler Strukturen auf den Prozess zu erkennt man den Volumenverlust z.B. einer Atelektase oder einer Lungennarbe, eines Tumors oder einer chronischen Infektion. Eine Verdrängung benachbarter Strukturen erfolgt durch einen raumfordernden (sic!) Tumor, einen Erguss oder eine akute Infektion.

Schmerzen im Kniegelenk

Fall 13

Dieser 17-jährige junge Mann kommt samstags gegen 23:30 Uhr in Ihre Notfallaufnahme. Er berichtet, er habe seit geraumer Zeit Schmerzen im Kniegelenk. Geschwollen sei es auch. Ja, er sei aktiver Volleyballer und habe sich das Knie in letzter Zeit mehrmals verdreht. Heute Abend habe er es nicht mehr ausgehalten. Sie haben eine Aufnahme des Kniegelenkes angefordert.

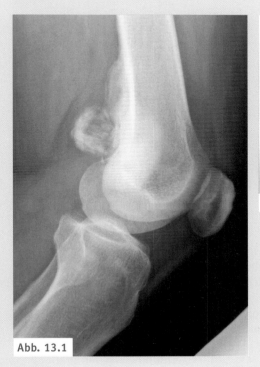

Abb. 13.1

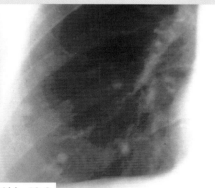

Abb. 13.2

13.1 Welche Einzelbefunde können Sie in Abbildung 13.1 erheben?
Welche „typischen" Phänomene kann man erkennen?

13.2 Welche Kriterien kennen Sie für die Unterscheidung zwischen malignen und gutartigen Knochentumoren?

13.3 Welche Diagnosen müssen Sie erwägen?
Sie lassen ein Thoraxbild (Abb. 13.2) anfertigen, um den Zustand des Patienten besser einschätzen zu können.

13.4 Welchen Befund erheben Sie in Abbildung 13.2?
Welches Charakteristikum führt Sie zur histologischen Diagnose bei diesem Patienten?

13.5 Welche weitere Diagnostik würden Sie empfehlen?

Diagnose Osteosarkom des Femur

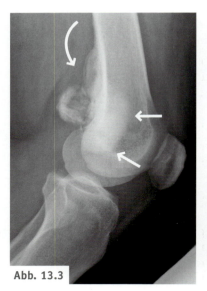
Abb. 13.3

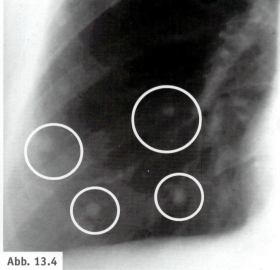
Abb. 13.4

13.1 Welche Einzelbefunde können Sie in Abbildung 13.1 erheben? Welche „typischen" Phänomene kann man erkennen?

- Kniegelenk selbst anscheinend normal
- kein Erguss in der Bursa suprapatellaris
- gut abgrenzbare homogene Verdichtung im distalen Femur dorsal (Abb. 13.3, gerade Pfeile)
- überschießende periostale Knochenneubildung (Abb. 13.3, gebogener Pfeil)
- Neubildung teilweise senkrecht zum Kortex ausgerichtet – **Sunburst**-Phänomen.

13.2 Welche Kriterien kennen Sie für die Unterscheidung zwischen malignen und gutartigen Knochentumoren?

- **Muster** der Läsion:
  – geographisch, zusammenhängend (eher benigne)
  – mottenfraßartig, permeativ (eher maligne).
- **Kontur** der Läsion:
  – regelmäßig lobuliert, scharf (eher benigne)
  – unscharf, gezackt, mottenfraßartig (eher maligne).
- **Kortexpenetration:**
  – keine, partiell (eher benigne)
  – total (eher maligne).
- **Sklerosesaum:**
  – ja (eher benigne)
  – nein (eher maligne).

13.3 Welche Diagnosen müssen Sie erwägen?

- Osteosarkom
- Ewing-Sarkom
- Osteomyelitis.

13.4 Welchen Befund erheben Sie in Abbildung 13.2? Welches Charakteristikum führt Sie zur histologischen Diagnose bei diesem Patienten?

- multiple kleine, sehr dichte Rundherde
- hohe Dichte möglich bei:
  - verkalkten Granulomen, z. B. bei abgelaufener Tuberkulose
  - Osteosarkom-Metastasen, für die Ossifikation typisch ist.
- bei diesem Patienten Osteosarkom sehr wahrscheinlich.

13.5 Welche weitere Diagnostik würden Sie empfehlen?

- MRT zur genauen Bestimmung der Tumorausdehnung in Knochen und Weichteilen
- Skelettszintigraphie zur Erkennung weiterer Läsionen im Skelett.

Kommentar

Maligne primäre Knochentumoren sind selten, viel seltener als Knochenmetastasen bei älteren Patienten und benigne Knochenläsionen bei Jugendlichen. Wie im besprochenen Fall können sie auch in sehr jungen Jahren auftreten – und häufig auch gut therapiert werden. Das macht den „Preis" eines übersehenen Tumors hoch. Auf der anderen Seite gibt es sehr häufige Knochenläsionen, die eindeutig benigne sind und die man am besten in Ruhe lässt, weil jeder weitere diagnostische Schritt dem Patienten eher schadet.

Generell gilt, dass eine Läsion, die regelmäßig begrenzt ist, einen sklerotischen Randsaum aufweist und/oder den Knochen tendenziell auftreibt, eher gutartig ist. Der Knochen schafft es aus eigener Kraft, auf die Läsion zu reagieren und sie abzukapseln. Sobald die Aggressivität der Läsion steigt, wird sie die Abwehr des Knochens durchbrechen, sich nicht von einem sklerotischen Randsaum umgeben lassen, sondern ungezügelt – mottenfraßartig – den umgebenden Knochen zerstören. Durchbricht sie den Knochenkortex, wird das Periost versuchen, den Prozess abzudeckeln, „Kallus" zu bilden, so wie das auch bei Frakturen geschieht. Dies gelingt dem Periost allerdings nur in den Randbereichen – hier bilden sich die berühmten **Codman-Dreiecke**. Manchmal wird die periostale Knochenbildung dabei so abgelenkt, dass sie senkrecht zur normalen Orientierung steht (wie im vorliegenden Fall) – das nennt man das **Sunburst-Phänomen** (Abb. 13.3). Beide Erscheinungen sind also typisch für sehr aggressive Prozesse. Die Größe einer Läsion ist ebenfalls wichtig für die Einschätzung. Macht ein Knochenherd klinische Symptome, ist eine weitere Abklärung immer angesagt. Zur Fraktur kann es bei malignen und benignen Tumoren kommen.

Diagnostiziert man einen nicht eindeutig gutartigen Knochenherd, ist die Knochenszintigraphie – neben der gründlichen Anamneseerhebung – der nächste Schritt: Multiple Läsionen sind meist Metastasen. Ist der Herd singulär und aufgrund der Übersichtsröntgenaufnahme nicht eindeutig zu klassifizieren, folgt eine MRT. Sie zeigt am besten die Ausdehnung im Knochenmark, in den Weichteilen sowie die Beteiligung der Gefäße. Sodann erfolgt die Histologieentnahme, häufig verbunden mit einer Entfernung des Herdes und einer Spongiosaauffüllung des Defektes.

> **Tipps und Tricks**
> Im Zweifel ist es immer besser, die Bilder einem erfahrenen Diagnostiker zu zeigen. Viel Aufwand und Aufregung bleiben Ihnen und dem Patienten dann erspart. Diese Vorgehensweise kann man auch in der Prüfung vorschlagen – und damit beim Prüfer Punkte sammeln.

Geteiltes Leid

Fall 14

Im Wartezimmer Ihrer allgemeinmedizinischen Praxis sitzen zwei ältere Freundinnen, die zum ersten Mal bei Ihnen erscheinen, weil ihr langjähriger praktischer Arzt ins Altersheim gekommen ist. Beide kommen gebeugt in Ihr Sprechzimmer, haben seit geraumer Zeit Rückenschmerzen und können vor Schmerzen kaum noch schlafen. Röntgenaufnahmen haben sie auch dabei, allerdings haben sie den Befund verlegt.

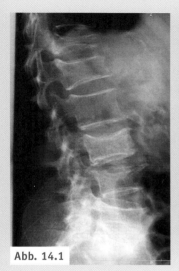
Abb. 14.1

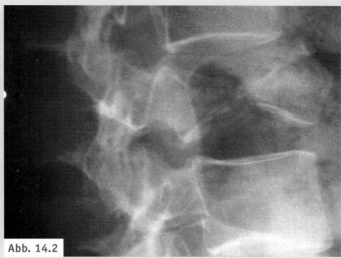
Abb. 14.2

14.1 Beschreiben Sie den Befund in den Abbildungen 14.1 und 14.2! Was ist Ihre Diagnose?

14.2 Welche Diagnosen müssen Sie bei Rückenschmerzen im Allgemeinen erwägen?

14.3 Welche Diagnostik ist zur Quantifizierung der Erkrankung wünschenswert? Welche sollte vorgezogen werden?

14.4 Welche Ursachen kann die Erkrankung haben?

14.5 Warum benennt man diese Wirbelkörper nach einer Tierart?

Diagnose: Schwerste Osteoporose

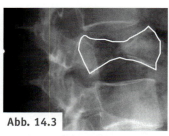

Abb. 14.3

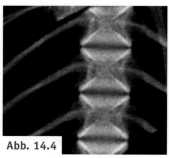

Abb. 14.4

14.1 Beschreiben Sie den Befund in den Abbildungen 14.1 und 14.2! Was ist Ihre Diagnose?

- strähnige Grundstruktur und deutliche Dichteminderung der Wirbelkörper
- Höhenminderungen, Einbrüche der Deck- und Grundplatten (Abb. 14.3)
- Diagnose: schwerste **Osteoporose** mit pathologischen Wirbelkörpersinterungen.

14.2 Welche Diagnosen müssen Sie bei Rückenschmerzen im Allgemeinen erwägen?

- Osteochondrose, Intervertebralarthrose, Spondylose
- degenerative und kongenitale Spinalkanalstenose, Skoliosen
- kongenitale Gefügestörungen (Spondylolisthesis vera)
- degenerative Gefügestörungen (Pseudospondylolisthesis)
- Bandscheibenvorfälle
- pathologische Frakturen (Osteoporose, Metastasen, Osteomalazie)
- Metastasen
- Spondylodiscitiden.

14.3 Welche Diagnostik ist zur Quantifizierung der Erkrankung wünschenswert? Welche sollte vorgezogen werden?

- Wegen einer niedrigen Strahlendosis ist die DXA (Dual Energy X-ray Absorptiometry) erste Wahl.
- Die CT-Osteoabsorptiometrie verlangt zwar eine höhere Dosis, ist jedoch eher verfügbar.
- Beide Methoden ermitteln die Abweichung vom Altersmittel.

14.4 Welche Ursachen kann die Erkrankung haben?

- idiopathisch
- Kortikosteroidmedikation, Morbus Cushing, gonadale Insuffizienz, Leberzirrhose, Hyperthyreoidismus, Diabetes mellitus.

14.5 Warum benennt man diese Wirbelkörper nach einer Tierart?

- Die Wirbelkörper mit Grund- und Deckplattenbruch werden **Fischwirbel** genannt.
- Die Wirbelkörper von Fischen haben muldenförmige Endplatten (Abb. 14.4).

Kommentar

Der Knochen verliert physiologisch etwa ab dem 40. Lebensjahr an Dichte. Interindividuell kann der Abfall der Knochendichte sehr unterschiedlich sein. Der Stabilitätsverlust führt bei der Osteoporose schließlich auch bei normalen Belastungen der Knochen zu Mikrofrakturen, z. B. der Wirbelkörper, die sich als Sinterungen manifestieren.

Mit Luftnot in der Notaufnahme

Fall 15

Die Thoraxaufnahme eines Patienten wird Ihnen in der Notaufnahme vorgelegt. Auf dem Anforderungsbogen hat der Kollege von der vorherigen Schicht Folgendes notiert: „Atemnot, Verdacht auf Lungenembolie, Stauung?"

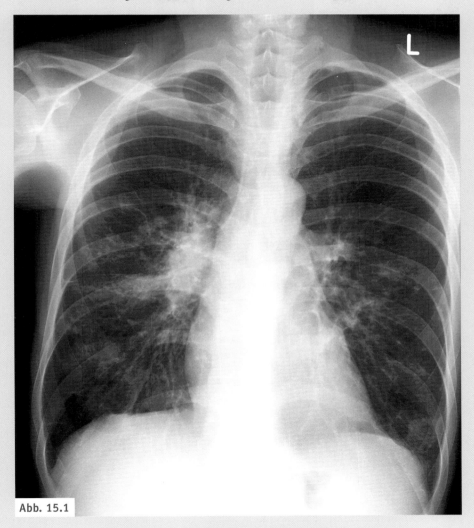

Abb. 15.1

15.1 Beschreiben Sie die Befunde in Abbildung 15.1!

15.2 Welche häufigsten Differenzialdiagnosen müssen Sie erwägen? Welche Diagnose ist die wahrscheinlichste?

15.3 Nach welchen Nebenbefunden müssen Sie schauen?

15.4 Was ist die weiterführende Diagnostik?

Diagnose: Bronchialkarzinom mit Lymphstau

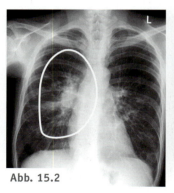
Abb. 15.2

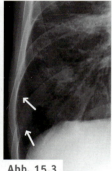
Abb. 15.3

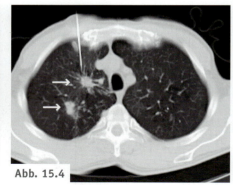
Abb. 15.4

15.1 Beschreiben Sie die Befunde in Abbildung 15.1!

- Vergrößerung/Verplumpung des rechtes Hilus (Abb. 15.2, Kreis)
- vermehrte interstitielle Zeichnung und einzelne Fleckschatten rechts im Mittelfeld (Abb. 15.2, Kreis), links weniger deutlich
- Kerley-B-Linien rechts basal (Abb. 15.3, Pfeile).

15.2 Welche häufigsten Differenzialdiagnosen müssen Sie erwägen? Welche Diagnose ist die wahrscheinlichste?

- Hilusvergrößerungen bei Sarkoidose, Tuberkulose, Lymphom, Bronchialkarzinom, vaskulär bei pulmonaler Hypertonie
- interstitielle Veränderungen bei Lymphstau, auch bei Stauung, Sarkoidose, Miliartuberkulose, Lungenfibrosen, Pneumokoniosen (Silikose, Anthrakose, Asbestose) und Lymphangiosis carcinomatosa
- wahrscheinlichste Diagnose: Bronchialkarzinom mit Lymphabflussstau oder bereits Lymphangiosis carcinomatosa.

15.3 Nach welchen Nebenbefunden müssen Sie schauen?

- Vergrößerung der Lymphknoten (wegen Nodalstatus) im Azgoswinkel, aortopulmonalen Fenster, an der Carina
- Abstand des Tumors zur Carina (wegen Resektionsmöglichkeit).

15.4 Was ist die weiterführende Diagnostik?

- Bronchoskopie zur Gewebegewinnung oder CT-gezielte Biopsie des Herdes, wenn bronchoskopisch nicht möglich (Abb. 15.4, Pfeile)
- CT des Thorax zur Dokumentation von Lage und Größe des Tumors, Lymphknotenstatus sowie etwaigen Nebennierenmetastasen
- CT des Kopfs bei neurologischen Symptomen.

> **Tipps und Tricks**
> Das Karzinom kann durch eine Obstruktionspneumonie klinisch auffällig werden – darin liegt eine besondere Gefahr. Erst der bildgebende Nachweis der kompletten Rückbildung des Befundes kann das Karzinom ausschließen. Das erfolgt in der Regel durch eine Kontrollaufnahme sechs Wochen nach der Pneumonie.

Akute Bauchschmerzen

Fall 16

Diese Patientin wird von den Rettungssanitätern in Ihre Notfallaufnahme gebracht. Die Frau krümmt sich vor Schmerzen und kann kaum Aussagen zur Vorgeschichte machen. Das Abdomen ist geschwollen und extrem druckempfindlich. Ihr Kollege hat bereits eine CT angeregt. Der zuständige Chirurg will erst eine Abdomenübersicht haben.

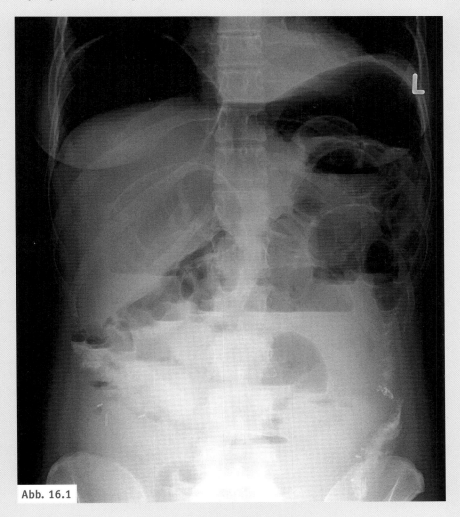

Abb. 16.1

16.1 Welche Diagnostik veranlassen Sie beim akuten Abdomen?

16.2 Welche Befunde sehen Sie in Abbildung 16.1?

16.3 Welche Diagnose/Differenzialdiagnose erheben Sie?

16.4 Welche technischen Aspekte der Untersuchung sind von besonderer Bedeutung für ihre Aussagekraft?

Diagnose Ileus und freie Luft im Abdomen

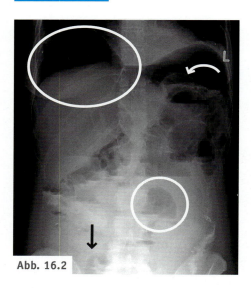

Abb. 16.2

16.1 Welche Diagnostik veranlassen Sie beim akuten Abdomen?

- Ultraschall des Abdomens an erster Stelle zum Ausschluss/Nachweis freier Flüssigkeit und grober Organveränderungen
- Abdomen- und Thoraxübersicht an zweiter Stelle zum Ausschluss/Nachweis freier Luft, z. B. bei Ileus, und einer basalen Pneumonie bzw. einer Stauung bei Herzinfarkt
- CT des Abdomens, wenn noch Zweifel bestehen und der Patient ausreichend stabil ist.

16.2 Welche Befunde sehen Sie in Abbildung 16.1?

- freie Luft unter dem Zwerchfell (Abb. 16.2, großer Kreis)
- stehende Dünndarmschlingen, z. B. im linken Mittelbauch (Abb. 16.2, kleiner Kreis), **Wächterschlinge** oder „sentinel loop" genannt mit Flüssigkeitsspiegeln unterschiedlicher Höhen (Abb. 16.2, schwarzer Pfeil).
- **Sichtbarkeit der inneren und äußeren Darmwandkontur (Rigler-Zeichen;** Abb. 16.2, weißer Pfeil) **beweist: Darmschlinge von Luft umgeben, Zeichen auch in Rückenlage gültig**
- postoperative Clips im rechten Unterbauch.

16.3 Welche Diagnose/Differenzialdiagnose erheben Sie?

- wahrscheinliche Perforation des Colon ascendens
- Zeichen des obstruktiven Dünndarmileus.

16.4 Welche technischen Aspekte der Untersuchung sind von besonderer Bedeutung für ihre Aussagekraft?

- Der Patient kann stehen: Untersuchung stehend zusammen mit Thorax posterior-anterior.
- Der Patient kann nicht stehen: Untersuchung in Linksseitenlage.
- Der Strahlengang ist jeweils horizontal.
- Die Lage muss jeweils 5 – 10 Minuten eingehalten werden, damit die Luft nach oben wandern und die Peristaltik die Spiegel in den Wächterschlingen verändern kann.
- Die Aufnahme in Linksseitenlage muss insbesondere den rechten subphrenischen Raum zeigen.

Kommentar

Der Nachweis pathologischer freier Luft in der Abdomenübersicht reicht als Indikation für die Laparatomie vollkommen aus. Geringe Mengen Luft werden sicher erkannt.

Das Kopftrauma

Fall 17

Im betrunkenen Zustand ist dieser jüngere Mann von der Polizei in die Notfallaufnahme gebracht worden. Er blutet aus einer Kopfwunde links. Bei Fragen nach Ort und Zeit schaut er Sie nur hilflos an. Die Beamten berichten, er sei nach einer wüsten Prügelei auf dem Transport bereits wieder viel ruhiger geworden. Sie ordnen eine CT an.

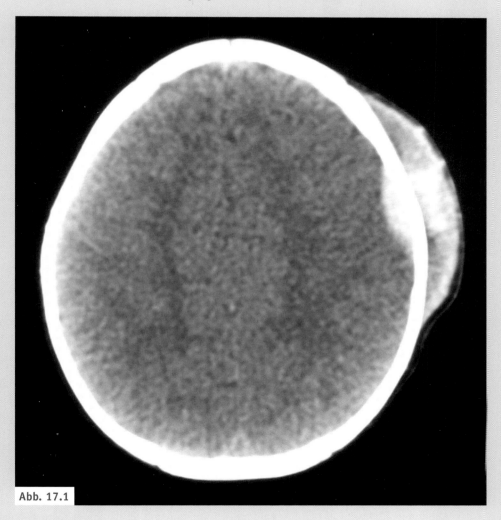

Abb. 17.1

17.1 Welche Diagnostik ist wann beim Kopftrauma erforderlich?

17.2 Welche Befunde sehen Sie in Abbildung 17.1?

17.3 Was sind die nächsten Schritte?

17.4 Warum nicht gleich eine MRT?

Diagnose Galeahämatom, epidurales Hämatom, Hirnödem

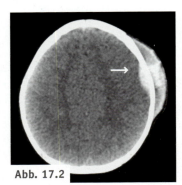

Abb. 17.2

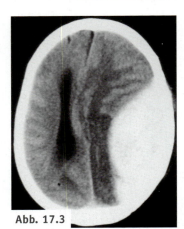

Abb. 17.3

17.1 Welche Diagnostik ist wann beim Kopftrauma erforderlich?

- bei **niedrigem Risiko,** d. h. voll orientierter Patient ohne Hämatom und neurologische Symptome: keine Bildgebung, keine CT, 24 Stunden Überwachung durch Erwachsenen oder stationär
- bei **moderatem Risiko,** z. B. bei Amnesie, Bewusstlosigkeit, Skalpverletzung, Kopfschmerz, wiederholtem Erbrechen, nochmaliger Vorstellung, einem Kind unter fünf Jahren mit Verdacht auf Trauma, vorgewölbter Fontanelle, Fall aus über 60 cm Höhe oder auf harte Fläche: CT als einzige Untersuchung, wenn ohne Befund, 24 Stunden Überwachung durch Erwachsenen oder stationär
- bei **hohem Risiko,** z. B. V. a. Penetrationswunde, Fremdkörper, Desorientierung, fokaler Neurologie, Krampfanfall, Koagulopathie, Antikoagulation, Fraktur im Röntgen, Liquor aus Nase oder Blut/Liquor aus Gehörgang, Hämatotympanon, Brillenhämatom:
  – CT sofort
  – bei Abfall der Glasgow-Coma-Scale (GCS) um einen Punkt: Kontroll-CT
  – bei normalen initialen CT-Bildern und wenn in 24 Stunden ein GCS-Wert von 15 Punkten nicht erreicht wird: Kontroll-CT
- bei **sehr hohem Risiko,** z. B. Zunahme der Bewusstlosigkeit oder der fokalen Neurologie, Verwirrtheit/Koma trotz Reanimation, harte Fontanelle/Sutursprengung, offene oder penetrierende Verletzung, Impressionsfraktur, Schädelbasisfraktur: CT und neurochirurgisches sowie anästhesiologisches Konsil sofort!

17.2 Welche Befunde sehen Sie in Abbildung 17.1?

Es sind ein großes Galea (Kopfhaut)-Hämatom links, ein epidurales Hämatom links (Abb. 17.2, Pfeil) und ein Hirnödem (innere und äußere Liquorräume fehlen komplett) zu sehen. Abbildung 17.3 zeigt ein großes epidurales Hämatom mit Obstruktionshydrozephalus als Komplikation.

17.3 Was sind die nächsten Schritte?

Der nächste Schritt ist ein sofortiges neurochirurgisches Konsil.

17.4 Warum nicht gleich eine MRT?

- Die Diagnostik von Blutungen und Frakturen ist mit nativen CT-Aufnahmen sicherer.
- Das Monitoring ist durch ein hohes Magnetfeld und einen nicht ausreichenden Zugang zu einer MRT eingeschränkt.

Dyspnoe aus heiterem Himmel

Fall 18

Ein junger Mann kommt zu Ihnen in Ihre internistische Praxis. Er berichtet über Fieber, Husten, Schwächegefühl und Atemnot zunehmend seit vorgestern. Nach der klinischen Untersuchung lassen Sie eine Thoraxübersichtsaufnahme anfertigen.

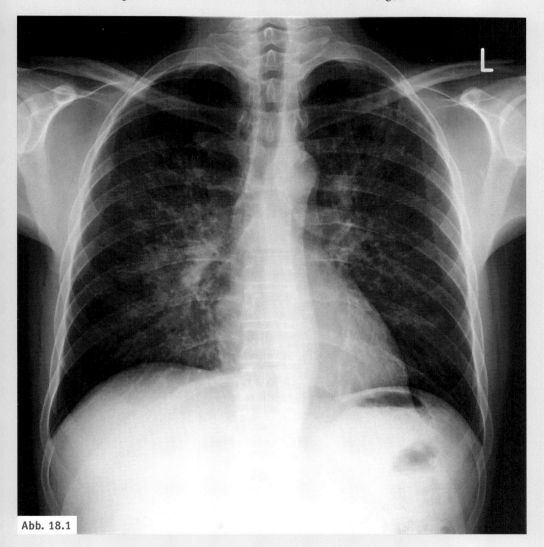

Abb. 18.1

18.1 Beschreiben Sie den Befund!

18.2 Welche Diagnosen müssen Sie aufgrund der Radiomorphologie erwägen? Welche ist die wahrscheinlichste?

18.3 Welche anderen typischen Erkrankungen kommen in dieser Patientengruppe vor?

Diagnose Pneumocystis-carinii-Pneumonie

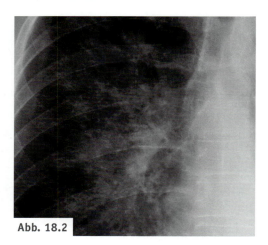

Abb. 18.2

18.1 Beschreiben Sie den Befund!

- feinnodulär-netzige Verdichtungen betont im Lungenkern beidseits
- keine Ergüsse, normales Lungenvolumen, normale Herzkonfiguration.

18.2 Welche Diagnosen müssen Sie aufgrund der Radiomorphologie erwägen? Welche ist die wahrscheinlichste?

- interstitielle Lungenstauung
- virale oder atypische mykobakterielle Pneumonie
- exogen-allergische Pneumonitis
- Pneumocystis-carinii-Pneumonie (PcP)
- wahrscheinlichste Diagnose: **Pneumocystis-carinii-Pneumonie** (PcP) bei HIV.

18.3 Welche anderen typischen Erkrankungen kommen in dieser Patientengruppe vor?

- bakterielle Pneumonien
- atypische mykobakterielle Pneumonien
- Tuberkulose
- Pilzpneumonien (Cryptococcus, Aspergillus)
- Lymphom
- virale Pneumonien (Cytomegalievirus)
- Kaposi-Sarkom.

Kommentar

Das typische Muster im Thorax- oder CT-Bild sowie die schnelle Reaktion auf die spezifische Therapie bei Pneumocystis-carinii-Pneumonie sichert bei HIV-Patienten die Diagnose. Zeigt sich kein Behandlungserfolg, wird man weiter forschen müssen.

Schmerzende Schwellung im Knie

Fall 19

Sie haben gerade Ihre orthopädische Praxis eröffnet. Eine Mutter kommt mit ihrem Sohn. Seit drei Wochen ginge die schmerzende Schwellung im Kniegelenk nicht mehr weg und sehr warm sei die Stelle auch, sagt der Patient. Bei Ihrer klinischen Untersuchung erscheint besonders die proximale Tibia auffällig. Sie lassen Aufnahmen anfertigen.

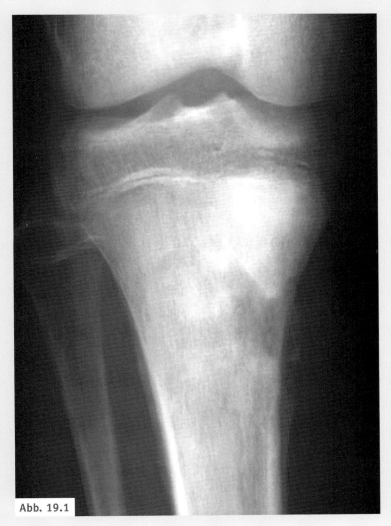

Abb. 19.1

19.1 Auf wie alt schätzen Sie den Sohn anhand der Abbildung 19.1?

19.2 Welche Befunde können Sie erheben?

19.3 Welche Diagnosen müssen Sie erwägen?

19.4 Wie kommen Sie zur korrekten histologischen Diagnose?

Diagnose Osteomyelitis

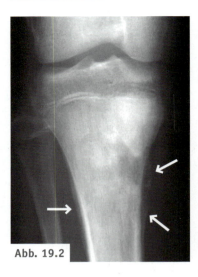

Abb. 19.2

19.1 Auf wie alt schätzen Sie den Sohn anhand der Abbildung 19.1?

Die Epiphysenfugen sind noch nicht geschlossen: Das Wachstum ist noch nicht beendet. Die Fugen sind jedoch schon eng: Der Patient ist vermutlich 15–16 Jahre alt.

19.2 Welche Befunde können Sie erheben?

- flächiger Befund in der Metaphyse der Tibia epiphysennah
- inhomogene lokale Verdichtung des Knochens
- teils gangförmig erscheinende Defekte
- periostale Knochenneubildung lateral (Abb.19.2, Pfeil linke Bildhälfte)
- Defekt in periostaler Reaktion medial (**Codman-Dreieck?**) (Abb. 19.2, Pfeil rechte Bildhälfte).

19.3 Welche Diagnosen müssen Sie erwägen?

- Osteosarkom
- Ewing-Sarkom
- Osteomyelitis.

19.4 Wie kommen Sie zur korrekten histologischen Diagnose?

- Leukozytenszintigraphie zum Nachweis/Ausschluss der Entzündung
- MRT zum Nachweis/Ausschluss von Abszessen
- operative Ausräumung.

Kommentar

Osteomyelitis, Osteosarkom und Ewing-Sarkom sind lokale, sehr aggressive Prozesse in diesem Alter, auf die der Knochen in vergleichbarer Weise reagiert. Eine operative Gewebegewinnung ist auf jeden Fall anzustreben. Die Leukozytenszintigraphie zeigt die hohe Granulozytendichte in einer Osteomyelitis an. Das MRT-Bild zeigt zum einen den Abszess, wenn er im Rahmen der Osteomyelitis vorhanden ist, und ist zum anderen für das lokale Staging der Sarkome notwendig. Bei Osteomyelitiden müssen **Knochensequester** – von der normalen Gefäßversorgung abgehängte lose Knochenstückchen mitten in der Infektion – ausgeschlossen werden. Antibiotika können die Keime im Sequester nicht erreichen. Daher werden sie chirurgisch exstirpiert. Im konventionellen Röntgen und in der CT-Aufnahme sind sie in der Regel an ihrer hohen Dichte gut zu erkennen. Häufig liegen sie nekrotisch in einem eitergefüllten Bett, das deshalb auch „**Totenlade**" genannt wird.

Langsam zunehmende Atemnot

Fall 20

Die 72-jährige Patientin, die jetzt vor Ihnen in Ihrer Allgemeinpraxis steht, ist bei ihren Kindern zu Besuch. Die haben sie auch gedrängt, den Doktor aufzusuchen. Die Patientin ist verstört. Bei der klinischen Untersuchung wird ihre Atemnot deutlich. Sie lassen eine Röntgenaufnahme anfertigen.

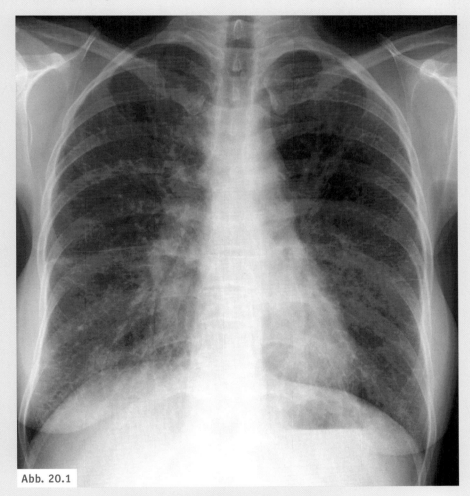

Abb. 20.1

20.1 Beschreiben Sie den Befund in Abbildung 20.1!

20.2 Welche Differenzialdiagnosen müssen Sie bedenken?
Auf Nachfrage bestätigt die Tochter der Patientin, dass ihre Mutter 15 kg Gewicht verloren habe im letzten Jahr. Die Mutter gehe trotz allen Bittens der Familie nie zum Arzt.

20.3 Was ist die wahrscheinlichste Diagnose?

20.4 Was ist die wahrscheinlichste Grunddiagnose?

Diagnose Lymphangiosis carcinomatosa

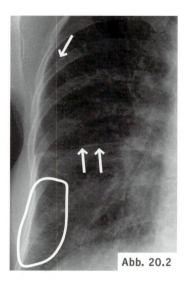

Abb. 20.2

20.1 Beschreiben Sie den Befund in Abbildung 20.1!

- Kerley-B-Linien basal (Abb. 20.2, Kreis), Kerley-A-Linien apikal (Abb. 20.2, oberer Pfeil), Kerley-C-Muster im Lungenkern (netzig-nodulär)
- akzentuierte Fissura minor (horizontalis) (Abb. 20.2, Doppelpfeil).

20.2 Welche Differenzialdiagnosen müssen Sie bedenken?

- interstitielle Pneumonien (z. B. viral)
- interstitielles Ödem
- Lymphangiosis carcinomatosa
- Lymphstau anderer Genese
- bei überwiegend feinnodulärer Zeichnung: Sarkoidose
- bei eher diffus feinfleckigem Bild: Pneumocystis-carinii-Pneumonie.

20.3 Was ist die wahrscheinlichste Diagnose?

Bei dieser Anamnese Lymphangiosis carcinomatosa.

20.4 Was ist die wahrscheinlichste Grunddiagnose?

Mammakarzinom, Pankreaskarzinom, Magenkarzinom.

Kommentar

Während Wasser im Interstitium – etwa bei der Stauung – schließlich auch in die Alveolen übertreten kann, verhalten sich maligne Zellen im Interstitium anders: Sie wachsen zu breiten Strängen und Knötchen heran. Die Alveolen bleiben lange frei. Der Prozess beginnt meist zentral und dominiert im Lungenkern. Mittels der hochauflösenden CT erkennt man dann besonders gut die Interlobulärsepten perihilär – es zeigt sich ein sogenanntes „Schachbrettmuster", wobei jedes Feld für einen Lobulus steht.
Wird das typische Muster gesehen, weist meist die Anamnese den Weg.

Schmerzen beim Laufen

Fall 21

In Ihrer orthopädischen Sprechstunde stellt sich eine 52-jährige Dame vor, die seit einigen Wochen über Schmerzen beim Gehen klagt. Diese seien rechts besonders ausgeprägt. Sie hat vor 20 Jahren einen Oberschenkelbruch erlitten und leidet außerdem an einem Lupus erythematodes. Sie lassen Röntgenaufnahmen des Beckens und der Hüftgelenke anfertigen. Das Bild der rechten Hüfte erscheint Ihnen interessant.

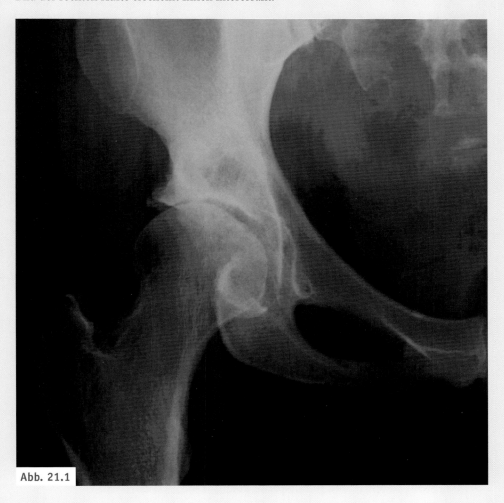

Abb. 21.1

21.1 Welche Befunde erheben Sie in Abbildung 21.1!

21.2 Woran erkennt man das hier abgebildete Krankheitsbild?

21.3 Welche Präarthrosen gibt es? Welche müssen Sie infolge der Anamnese besonders bedenken?

21.4 Was ist die Diagnose?

Diagnose Coxarthrose

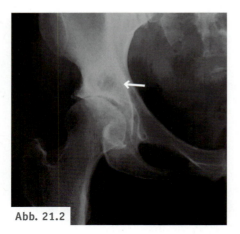

Abb. 21.2

21.1 Welche Befunde erheben Sie in Abbildung 21.1!

- exzentrische Verminderung des Gelenkspaltes (in der Tragzone)
- osteophytäre Anbauten am Pfannendach-Erker
- gelenknahe Sklerosierung des Knochens
- Zyste im Acetabulum (Abb. 21.2, Pfeil)
- verminderte Überdachung des Hüftkopfes.

21.2 Woran erkennt man das hier abgebildete Krankheitsbild?

- exzentrische Verminderung des Gelenkspaltes (in der Tragzone)
- osteophytäre Anbauten am Pfannendach-Erker
- gelenknahe Sklerosierung des Knochens
- sogenannte **Geröllzysten** im Acetabulum (Abb. 21.2, Pfeil)
- mediale und kraniale Migration des Hüftkopfes in der Spätphase
- Destruktion des Kopfes in der Spätphase.

21.3 Welche Präarthrosen gibt es? Welche müssen Sie infolge der Anamnese besonders bedenken?

Besonders die Hüftkopfnekrose des Erwachsenen, die bei Kortikosteroidgabe (z. B. wegen Lupus) gehäuft auftritt, ist in diesem Fall zu beachten, im Weiteren Morbus Perthes (kindliche Hüftkopfnekrose), Hüftdysplasie, kindliche Epiphysiolyse.

21.4 Was ist die Diagnose?

Coxarthrose auf der Basis einer Hüftdysplasie.

Kommentar

Degenerative Gelenkveränderungen beginnen typischerweise mit osteophytären Randanbauten in der Peripherie des Gelenkes. Der Knorpel wird vor allem in der Belastungszone (exzentrisch) verdünnt. Der Knochen reagiert mit einer gelenknahen Sklerosierung. Liegt die subchondrale Grenzlamelle frei („Knorpelglatze"), kann die synoviale Flüssigkeit in die Spongiosa eindringen. Dabei bilden sich große Zysten aus – die sogenannten Geröllzysten.

Schwellung am Knie

Fall 22

Dieser Sportler hat sich beim Volleyball gestoßen und eine schmerzhafte Schwellung entdeckt.

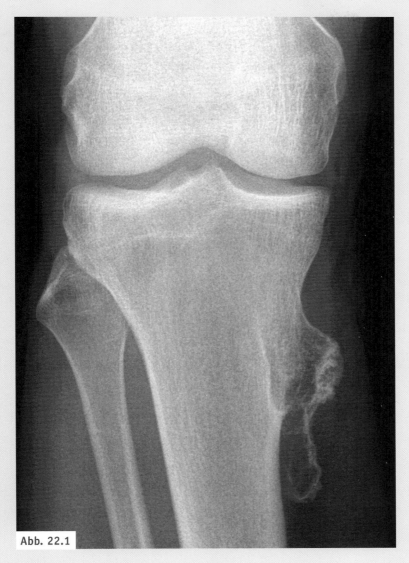

Abb. 22.1

22.1 Welche Befunde erheben Sie in Abbildung 22.1?

22.2 Um welche Erkrankung handelt es sich?

22.3 Welche andere Erkrankung müssen Sie an dieser Stelle ausschließen?

22.4 Wann muss der Tumor entfernt werden und weshalb?

Diagnose: Kartilaginäre Exostose

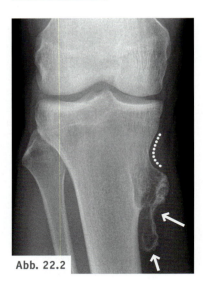

Abb. 22.2

22.1 Welche Befunde erheben Sie in Abbildung 22.1?

- blasiger, tropfenförmiger Knochenanbau mit teils glatter, teils unregelmäßiger Begrenzung (Pfeile, Abb. 22.2)
- Kortex geht ohne Destruktion sanft in Tumor über (punktierte Linie, Abb. 22.2)
- Weichteilauftreibung.

22.2 Um welche Erkrankung handelt es sich?

Typisches Bild einer **kartilaginären Exostose,** auch Osteochondrom genannt.

22.3 Welche andere Erkrankung müssen Sie an dieser Stelle ausschließen?

Typischer Manifestationsort für **Osteosarkom** (Fall 19).

22.4 Wann muss der Tumor entfernt werden und weshalb?

Der Tumor wird entfernt bei Beschwerden, Größenzunahme nach der Pubertät und dicker Knorpelkappe bei Erwachsenen. Er kann in ein 1–20% der Fälle entarten.

Kommentar

Es handelt sich um den häufigsten kindlichen Knochentumor. Ein Teil der Epiphysenfuge ist disloziert und führt zu dem atypischen Knochenwachstum mit dicker Knorpelkappe im Kindesalter. Multiple Herde treten bei **multiplen hereditären Exostose** oder **Osteochondromatose** auf. Die Entartungswahrscheinlichkeit steigt dabei an.

Rückenschmerzen

Fall 23

In Ihre chirurgische Privatsprechstunde kommt ein Diplomat mit seinem Bruder, der seit Jahren unter Rückenschmerzen und Steifheitsgefühl klagt, ohne dass man ihm in seinem Heimatland hätte helfen können. Nach der orientierenden Untersuchung lassen Sie Röntgenaufnahmen anfertigen.

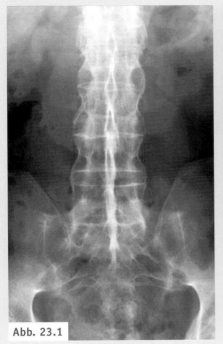

Abb. 23.1

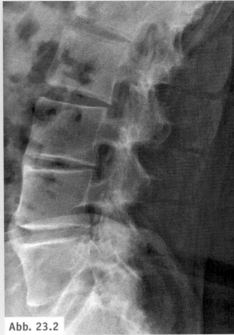

Abb. 23.2

23.1 Welche Befunde erheben Sie in den Abbildungen 23.1 und 23.2!

23.2 Welche Diagnose stellen Sie?

23.3 Welche anderen Erkrankungen müssen Sie bedenken?

23.4 Vor was muss sich dieser Patient besonders hüten?

Diagnose: Spondylitis ankylosans

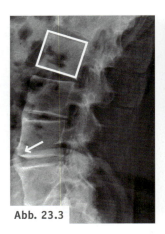
Abb. 23.3

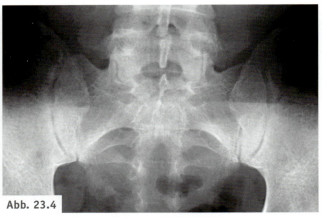
Abb. 23.4

23.1 Welche Befunde erheben Sie in den Abbildungen 23.1 und 23.2!

- komplette knöcherne Überbrückung der Bandscheibenfächer
- komplette Fusion/Ankylosierung der Iliosakralfugen (vergleiche Normalbefund, Abb. 23.4)
- Verknöcherung der Ligamenta interspinalia
- quadratische Form der Wirbelkörper (Abb. 23.3, Umriss)
- Syndesmophyten (Abb. 23.3, Pfeil).

23.2 Welche Diagnose stellen Sie?

Es liegt eine Spondylitis ankylosans (Morbus Bechterew) vor.

23.3 Welche anderen Erkrankungen müssen Sie bedenken?

Dazu zählen die seronegativen Spondylarthropathien: Morbus Reiter, Psoriasisarthropathie.

23.4 Vor was muss sich dieser Patient besonders hüten?

Geringe Traumata können zu Wirbelsäulenfrakturen führen, da die Elastizität minimal ist.

Kommentar

Der Patient hat eine sogenannte **Bambuswirbelsäule**. Die Klinik des Morbus Bechterew ist dominiert durch die kyphotische Starre der gesamten Wirbelsäule. Eine Drehung selbst des Kopfes ist nur noch durch eine Gesamtdrehung des Körpers möglich. Die Patienten sind nicht mehr in der Lage, den Kopf anzuheben. Der Verlust der Elastizität der Wirbelsäule kann bei geringen Traumen (z. B. Fall gegen eine Wand) zu Frakturen und Querschnittslähmungen führen. Die Biomechanik der Bambuswirbelsäule entspricht also keinesfalls der eines Bambusrohres. Die Erkrankung beginnt meist mit Veränderungen an der Iliosakralfuge. Radiologisch kommt es zu Unschärfen der Gelenkflächen, zu Erosionen, später zur Pseudoerweiterung des Gelenkspalts, schließlich zur Fusion des Gelenkes. An der Wirbelsäule sind sogenannte **Syndesmophyten** die ersten Krankheitszeichen – feine knöcherne Zacken, die entlang der Ligamente zum benachbarten Wirbelkörper wachsen. Sie müssen von den gröberen, wulstigen osteophytären Randzacken bei der **Osteochondrose** differenziert werden. Typischerweise bleibt beim Morbus Bechterew die Bandscheibe konserviert, da sie komplett knöchern eingeschlossen ist.

Mutter und Tochter

Fall 24

Sie sind Allgemeinarzt in einem Schwarzwaldstädtchen. Vor Ihnen sitzt eine 48-jährige Frau mit ihrer 25-jährigen Tochter. Die Mutter hat schon seit Jahren Hüftschmerzen, jedoch nie Zeit, zum Arzt zu gehen. Außerdem habe die Großtante das auch schon gehabt. Erst nachdem ihre Tochter auch Beschwerden bekam, hat sie beschlossen, sich einem Arzt anzuvertrauen. Nach einer ersten orientierenden Untersuchung haben Sie beide Frauen zum Radiologen geschickt.

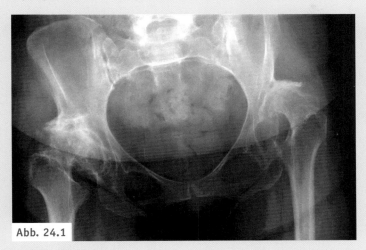
Abb. 24.1

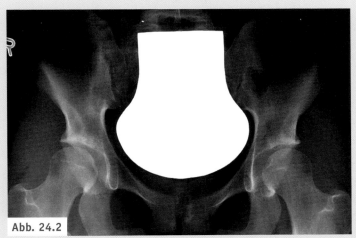
Abb. 24.2

24.1 Was sehen Sie in Abbildung 24.1, welche Diagnose ist die wahrscheinlichste?

24.2 Was sehen Sie in Abbildung 24.2, welche Diagnose ist die wahrscheinlichste?

24.3 Wie gelingt die frühe Erkennung der Erkrankung?

24.4 Welche kindlichen Hüftgelenkserkrankungen gibt es?

Diagnose Schwere Coxarthose bei Hüftdysplasie

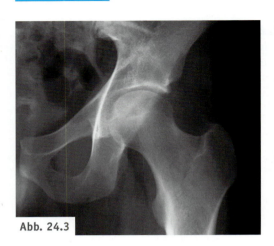

Abb. 24.3

24.1 Was sehen Sie in Abbildung 24.1, welche Diagnose ist die wahrscheinlichste?

- Auswanderung beider Hüftköpfe nach kranial, links mehr als rechts (vergleiche jeweils Normalbefund in Abb. 24.3)
- Aufbrauchung/Abflachung beider Hüftköpfe
- kompletter Verlust des Gelenkspaltes in der Tragzone
- ausgeprägte Osteophytenbildung
- Diagnose: Coxarthrose nach schwerer Hüftdysplasie.

24.2 Was sehen Sie in Abbildung 24.2, welche Diagnose ist die wahrscheinlichste?

- ungenügende Deckung des Hüftkopfes beidseits (vergleiche Normalbefund in Abb. 24.3)
- sehr steile Hüftpfanne beidseits
- steil stehende Schenkelhälse beidseits (Coxa valga)
- Diagnose: Hüftdysplasie.

24.3 Wie gelingt die frühe Erkennung der Erkrankung?

- direkt postnatale Funktionsuntersuchung nach Ortolani und Barlow
- Ultraschalluntersuchung der Hüftgelenke, Röntgenuntersuchung nur, wenn Ultraschalluntersuchung nicht eindeutig.

24.4 Welche kindlichen Hüftgelenkserkrankungen gibt es?

- Hüftdysplasie, kongenital angelegt
- Epiphysiolyse, Erkrankung des älteren Kindes.

Kommentar

Die **Coxarthrose** ist eine Massenkrankheit mit erheblichen Auswirkungen auf das Gesundheitssystem als Ganzes. Die Schmerzen können immens und kaum beherrschbar sein. Wird sie im Endstadium mit einer Totalendoprothese (TEP) versorgt, tickt die Uhr zum Prothesenersatz nach 12–15 Jahren. Ziel der Diagnostik muss es daher sein, alle **Präarthrosen** rechtzeitig zu erkennen, um sie einer Behandlung zuzuführen, die die TEP möglichst weit ins Alter verschiebt. Die kindlichen Präarthrosen sind die **Hüftdysplasie** und die **Epiphysiolyse**. Die Hüftdysplasie wird direkt postnatal mit dem Manöver nach Ortolani untersucht. Sehr viel zuverlässiger ist die Sonographie – in erfahrenen Händen. Die Röntgenuntersuchung sollte heutzutage nur in Ausnahmefällen zum Einsatz kommen. Die Epiphysiolysis capitis wird durch eine Beckenübersicht und die Lauensteinaufnahme beider Hüftgelenke bewiesen. Sie tritt in bis zu 25% der Fälle doppelseitig auf.

Ältere Frau mit Bauchschmerzen

Fall 25

Direkt aus ihrer verwahrlosten Einzimmerwohnung wurde eine 63-jährige Patientin vom Rettungsdienst in Ihre Notfallaufnahme gebracht. Die Frau erscheint auf den ersten Blick hilflos und nicht orientiert zu Zeit und Ort. Die Bauchschmerzen sind stark. Sie haben eine Abdomenübersicht angeordnet.

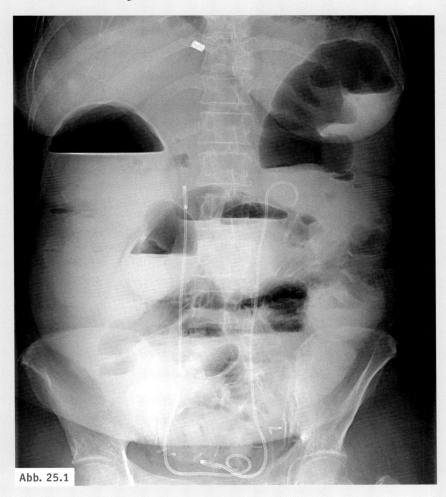

Abb. 25.1

25.1 Um was für eine Untersuchung handelt es sich in Abbildung 25.1?
Welche weitere Untersuchung ist essenziell und weshalb?

25.2 Welche Hinweise auf Vorerkrankungen finden Sie?
Welcher Art könnte die Vorerkrankung sein?

25.3 Welche Befunde erheben Sie in Abbildung 25.1? Was ist Ihre Diagnose?

25.4 Wie diagnostiziert man die Erkrankung klinisch?

Diagnose: Paralytischer Ileus

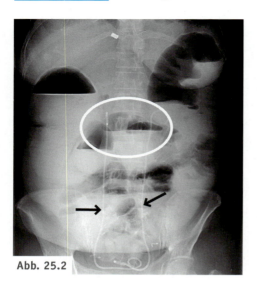

Abb. 25.2

25.1 Um was für eine Untersuchung handelt es sich in Abbildung 25.1? Welche weitere Untersuchung ist essenziell und weshalb?

- Abdomenübersicht im Stehen (Abb. 25.2, Flüssigkeitsspiegel)
- Thoraxaufnahme: zum Ausschluss basaler Pneumonien, kardiogener Stauung, subdiaphragmaler freier Luft.

25.2 Welche Hinweise auf Vorerkrankungen finden Sie? Welcher Art könnte die Vorerkrankung sein?

Doppel-J-Katheter in beiden Ureteren (Abb. 25.2, Pfeile), Clips im kleinen Becken: Hinweis auf Prozess im Retroperitoneum, z. B.:
- Metastasierung, z. B. bei Mammakarzinom
- Retroperitonealfibrose (Morbus Ormond)
- Lymphom.

25.3 Welche Befunde erheben Sie in Abbildung 25.1? Was ist Ihre Diagnose?

- mehrere stehende Dünndarmschlingen (Wächterschlingen oder „sentinel loops", Kreis in Abb. 25.2)
- Flüssigkeitsspiegel tendenziell auf gleichem Niveau
- Luft in den Flexurae hepatica und lienalis des Kolons als normaler Befund
- Bild passend zu einem **paralytischen Ileus** infolge eines retroperitonealen Prozesses.

25.4 Wie diagnostiziert man die Erkrankung klinisch?

- mit dem Stethoskop
- in Zusammenschau mit der Anamnese.

Kommentar

Die Clips im kleinen Becken deuten auf eine dort durchgeführte OP hin, z. B. wegen eines gynäkologischen Tumors. Die Schienen in beiden Ureteren sind am ehesten aufgrund einer Kompression durch einen retroperitonealen Prozess eingelegt worden. Wächst ein solcher Prozess ins Mesenterium ein, kann eine Paralyse auftreten. Finden Sie in der Akte keine entsprechenden Angaben zum Primärtumor, reden Sie im Notfall selbst mit dem Patienten.

Kopfschmerzen, Gangunsicherheit

Fall 26

Dieser 72-jährige Patient wird von seinem Hausarzt eingewiesen. Seit geraumer Zeit klagt er über Kopfschmerzen und Konzentrationsmängel. Seine Frau ist sehr beunruhigt. Ihr Mann sei zunehmend antriebslos, gehe nur noch langsam und unsicher. Sie lassen kurzfristig eine CT des Kopfes durchführen.

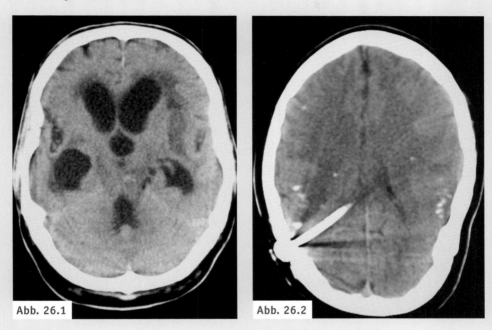

Abb. 26.1   Abb. 26.2

26.1 Welche Befunde erheben Sie in Abbildung 26.1?

26.2 Was für Veränderungen erwarten Sie bei einer Atrophie?

26.3 Was ist Ihre Diagnose?

26.4 Welche Typen und Ursachen gibt es?
Ein anderer Patient mit einem ähnlichen Problem ist bereits behandelt worden (Abb. 26.2). Er weist außerdem Verkalkungen in der Hirnrinde aus anderer Ursache auf.

26.5 Welches Phänomen liegt in Abbildung 26.2 vor?

Diagnose: Hydrocephalus communicans

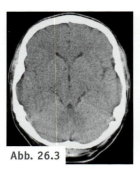
Abb. 26.3

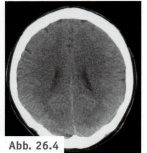
Abb. 26.4

26.1 Welche Befunde erheben Sie in Abbildung 26.1?

- erweiterte Vorder- und Temporalhörner der Seitenventrikel (Abb. 26.3: Normalbefund)
- deutlich erweiterter dritter und vierter Ventrikel
- normale Furchung/äußere Liquorräume
- hypodense Säume um die Vorderhörner (**Druckkappen**)
- Hypodensität in der Capsula externa links, spricht für einen alten Infarkt.

26.2 Was für Veränderungen erwarten Sie bei einer Atrophie?

- Aufweitung der inneren und äußeren Liquorräume
- keine umschriebenen Druckkappen.

26.3 Was ist Ihre Diagnose?

Hydrocephalus communicans.

26.4 Welche Typen und Ursachen gibt es?

- **Hydrocephalus communicans** oder aresorptivus: nach subarachnoidaler Blutung und Verklebung oder anderweitiger Degeneration der Pia mater und Arachnoidea
- **Hydrocephalus occlusus:** bedingt durch intraventrikuläre Einblutung mit Obstruktion des Aquädukts, durch Raumforderungen im Niveau des 3. und 4. Ventrikel, im Stammhirn, in der Fossa posterior.

26.5 Welches Phänomen liegt in Abbildung 26.2 vor?

Überdrainage des Ventrikelsystems (Abb. 26.4: Normalbefund).

Kommentar

Zum aresorptiven Hydrozephalus (NPH; normal pressure hydrocephalus) führt ein Missverhältnis zwischen Liquorproduktion im Plexus choroideus und Resorption in den Pacchioni-Granulationen der Arachnoidea. Eine ausgedehnte subarachnoidale Blutung, Meningitiden, Minderperfusionen oder postoperative Verklebungen können die Liquorresorption mindern. Bei 50% ist keine Ursache eruierbar. Den NPH zu erkennen, ist deshalb so immens wichtig, weil es eine Therapie für diese Demenz gibt. Die Test-Liquorentnahme kann die Symptome verbessern, dann ist die Anlage eines Shunts Erfolg versprechend. Daher gilt es, das Verhältnis zwischen den Volumen der Ventrikel und der äußeren Liquorräume besonders gut zu analysieren.

Akute Atemnot

Fall 27

Dieser Patient kommt mit plötzlicher Atemnot in Ihre Notaufnahme. Das Bild eines anderen, bewusstlosen Patienten legt man Ihnen ebenfalls vor.

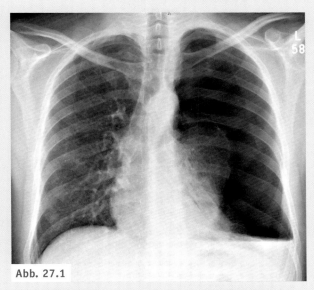

Abb. 27.1

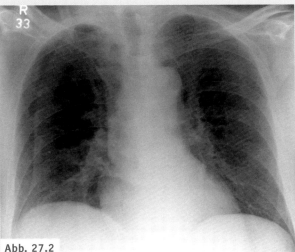

Abb. 27.2

27.1 Welche Befunde erheben Sie in Abbildung 27.1 und welche Maßnahme muss sofort erfolgen?

27.2 Wie stellen Sie sicher, dass der Patient gerade steht? Tut er es?

27.3 Welche Befunde erheben Sie in Abbildung 27.2 und welche anderen Fehlermöglichkeiten gibt es?

Diagnose: Sero-Spannungspneu und Hautfalte

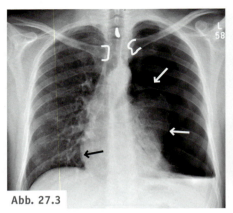

Abb. 27.3

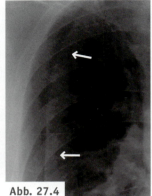

Abb. 27.4

27.1 Welche Befunde erheben Sie in Abbildung 27.1 und welche Maßnahme muss sofort erfolgen?

- massiver Sero-Spannungspneu links (Abb. 27.3, weiße Pfeile) mit:
  - Zwerchfelltiefstand
  - massiver Mediastinalverlagerung nach rechts (Abb. 27.3, schwarzer Pfeil)
  - Ergussspiegel links.
- sofortige Entlastung über eine Pleuradrainage oder großlumige Nadel (vorübergehend).

27.2 Wie stellen Sie sicher, dass der Patient gerade steht? Tut er es?

- Sie suchen die Processus spinosi der Wirbelsäule auf und überprüfen deren Lage zu den medialen Klavikulaenden (Abb. 27.3, Markierungen). Stehen sie mittig, steht der Patient gerade. Steht der Processus spinosus relativ nach rechts verschoben, ist die rechte Schulter vorn und vice versa.
- Ja, er steht ziemlich gerade.

27.3 Welche Befunde erheben Sie in Abbildung 27.2 und welche anderen Fehlermöglichkeiten gibt es?

- Hautfalte (Abb. 27.4, schwarze Pfeile):
  - Die Lungengefäße laufen über die Linie hinweg.
  - Die Dichte steigt von zentral her zunächst langsam an und fällt dann plötzlich ab, wie bei einer Hautfalte typisch.
- Katheter aller Art, Rippenkonturen und Tuchfalten können Pneus imitieren. Eine Aufnahme in Exspiration kann in Zweifelsfällen Gewissheit bringen.

Kommentar

Baut sich positiver Druck im Pleuraraum auf, kommt es zum Spannungspneu. Die akute Verschiebung des Mediastinums drosselt den venösen Rückstrom und kann tödlich sein.

> **Tipps und Tricks**
> Immer prüfen, ob „Pneulinie" nicht von Gefäßen gekreuzt wird oder das Lungenfeld verlässt!

Unwohlsein und Gewichtsverlust

Fall 28

Ein 67-jähriger Patient ist von seinem Hausarzt wegen ausgeprägten Verfalls, Unwohlseins und schleichenden Gewichtsverlustes auf Ihre Station eingewiesen worden. Die Ehefrau hat in einer Plastiktüte einige Röntgenbilder mitgebracht. Nach einem Befund suchen Sie vergebens an diesem Nachmittag. Drei weitere Patienten müssen noch aufgenommen werden. Sie müssen rasch zu einem Urteil kommen.

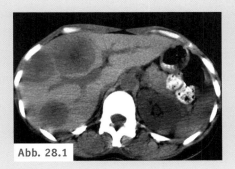
Abb. 28.1

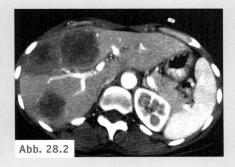
Abb. 28.2

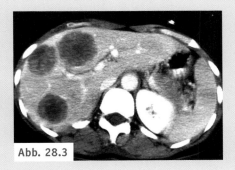
Abb. 28.3

28.1 Was für eine Aufnahme ist die Abbildung 28.1? Welche Befunde erheben Sie?

28.2 Was für Aufnahmen sind die Abbildungen 28.2 und 28.3?

28.3 Warum sind die Herde in Abbildung 28.3 am besten abgrenzbar?

28.4 Welche Differenzialdiagnosen müssen Sie bedenken? Welche Diagnose ist die wahrscheinlichste?

Diagnose Lebermetastasen

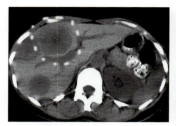
Abb. 28.4

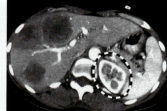
Abb. 28.5

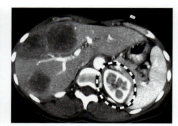
Abb. 28.6

28.1 Was für eine Aufnahme ist die Abbildung 28.1? Welche Befunde erheben Sie?

- CT-Schnitt durch den Oberbauch ohne intravaskuläres Kontrastmittel, jedoch mit oralem Kontrastmittel
- drei hypodense Herde im rechten Leberlappen
- auffällige Ringstruktur oder auch „**bull's eye**" (Stierauge, Kreis in Abb. 28.4).

28.2 Was für Aufnahmen sind die Abbildungen 28.2 und 28.3?

- in Abbildung 28.2 arterielle Phase: Aorta weiß, Nierenrinde und -mark gut voneinander abgrenzbar (Abb. 28.5, Kreis), dabei vereinzelte Tumorgefäße in der Peripherie der Läsionen sichtbar
- in Abbildung 28.3 portalvenöse Phase: Aorta blasser, Nierenrinde und -mark nicht mehr voneinander abgrenzbar (Abb. 28.6, Kreis), Leberparenchym maximal angefärbt, Vena cava kontrastgefüllt, maximaler Kontrast zwischen Läsionen und Parenchym.

28.3 Warum sind die Herde in Abbildung 28.3 am besten abgrenzbar?

- Leberparenchym vor allem über Portalkreislauf versorgt
- Metastasen vor allem arteriell versorgt
- Kontrast daher in portalvenöser Phase am ausgeprägtesten.

28.4 Welche Differenzialdiagnosen müssen Sie bedenken? Welche Diagnose ist die wahrscheinlichste?

- DD: Zysten, Hämangiome, Metastasen, bakterielle oder Pilzabszesse
- wahrscheinlichste Diagnose: **Metastasen**, am ehesten durch kolorektales Karzinom.

Kommentar

Von den multiplen Läsionen sind die harmlosen **Leberzysten** die häufigsten. Zu erkennen sind sie am glatten Rand ohne KM-Aufnahme und den flüssigkeitsäquivalenten Dichtewerten, die auch nach KM-Gabe nicht zunehmen. In der arteriellen KM-Phase füllen sich die peripheren Gefäße eines **Hämangioms** derart auf, dass der Herd an eine Baumwollfrucht erinnert – das sogenannte „**cotton wooling**". Die Hämangiome füllen sich von der Peripherie her langsam auf und können in späten Phasen mit dem Leberparenchym verschmelzen. **Metastasen** kolorektaler Tumoren weisen häufig Verkalkungen auf. Die eher arteriell versorgten Metastasen leuchten in der arteriellen Phase oft richtig auf. In der portalvenösen KM-Phase fällt die Dichte relativ zum Leberparenchym ab, da dieses selbst eher portalvenös versorgt wird. Um dabei nichts zu übersehen, werden spezielle CT-Untersuchungen zum Metastasenausschluss heutzutage nativ, arteriell und portalvenös durchgeführt.

Schmerzen an der Ferse

Fall 29

Seit etwa zwei Monaten leidet dieser junge Mann unter Schmerzen an der Ferse beidseits. Die körperliche Untersuchung des Fußes ergibt keinen eindeutigen Befund. Sie lassen Röntgenaufnahmen der Rückfüße anfertigen, die rechts und links ein identisches Bild ergeben.

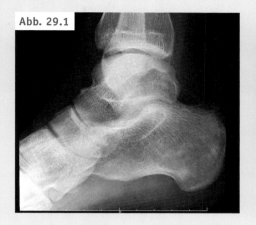

Abb. 29.1

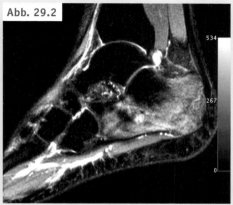

Abb. 29.2

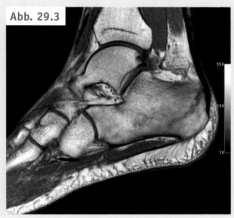

Abb. 29.3

29.1 Welchen Befund erheben Sie? Welche naheliegende Diagnose können Sie ausschließen?

29.2 Was für eine Untersuchung sehen Sie in den Abbildungen 29.2 und 29.3? Welche zusätzlichen Befunde erheben Sie?
Auf Ihr Nachfragen berichtet der Patient, er nehme seit einem Vierteljahr an einem Training für einen Crosscountry-Lauf teil. Nein, er sei nie aus großer Höhe gesprungen.

29.3 Was ist Ihre Diagnose?

29.4 An welchen typischen Stellen tritt sie sonst noch auf?

Diagnose: Stressfraktur des Fersenbeins

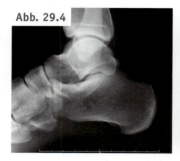
Abb. 29.4

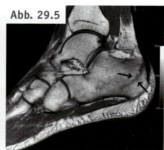
Abb. 29.5

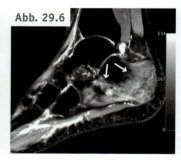
Abb. 29.6

29.1 Welchen Befund erheben Sie? Welche naheliegende Diagnose können Sie ausschließen?

- flaue flächige Verdichtung des Calcaneus dorsal betont (vergleiche die normale Knochenstruktur in Abb. 29.4)
- keine Fersensporne, weder kranial noch kaudal.

29.2 Was für eine Untersuchung sehen Sie in den Abbildungen 29.2 und 29.3? Welche zusätzlichen Befunde erheben Sie?

- Abbildung 29.2: sagittale T1-gewichtete MRT, niedriges Signal der Gelenkflüssigkeit
- Abbildung 29.3: sagittale T2-gewichtete MRT mit Fettsättigung, hohes Signal der Gelenkflüssigkeit, kein Fettsignal
- in Abbildung 29.2: Frakturlinie im Tuber calcanei (Abb. 29.5, schwarze Pfeile)
- in Abbildung 29.3: ödematöse Kontusionszone im Tuber und Processus anterior calcanei (Abb. 29.6, weiße Pfeile).

29.3 Was ist Ihre Diagnose?

Stressfraktur des Calcaneus aufgrund einer Überlastung durch Crosscountry-Training.

29.4 An welchen typischen Stellen tritt sie sonst noch auf?

- Metatarsalia (besonders MT 2–4)
- Tibia.

> **Tipps und Tricks**
> Knochenkontusionen und Stressfrakturen sieht man ausgezeichnet in MRT-Aufnahmen.

Intensivthorax

Fall 30

Sie haben einen Patienten im Schock von der Notaufnahme auf Ihre Intensivstation übernommen. Nach der Erstversorgung ist eine Thoraxaufnahme im Liegen angefertigt worden. Der schriftliche Kurzbefund lautet: „normaler Thorax im Liegen". Sie schauen noch einmal genauer hin.

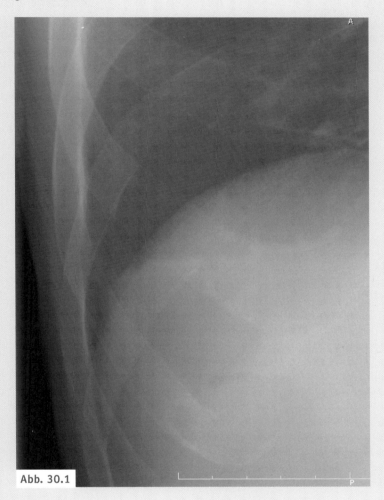

Abb. 30.1

30.1 Welche Befunde wollen Sie nach einer Erstversorgung im Reanimationsraum auf dem Thoraxbild ausschließen bzw. erkennen?

30.2 Welchen Befund erheben Sie in Abbildung 30.1? Auf welche Komplikation weist er hin?

30.3 Welche weiteren Zeichen würden die Komplikation bestätigen?

30.4 Wie könnte sie zustande gekommen sein?

Diagnose Pneumothorax im Liegen

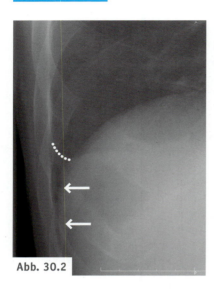

Abb. 30.2

30.1 Welche Befunde wollen Sie nach einer Erstversorgung im Reanimationsraum auf dem Thoraxbild ausschließen bzw. erkennen?

- Tubusfehllage: zu tief – unterhalb der Carina – oder im Oesophagus
- Fehllage des zentralvenösen Katheters (ZVK): zu tief im Vorhof oder sogar in der Kammer, Lage in atypischen Gefäßen wie der V. thoracica interna oder der V. azygos
- Pneumothorax nach ZVK-Einlage oder als Folge von Rippenbrüchen bei Reanimation
- Überwässerung durch Grunderkrankung oder nach massiven Infusionen
- Verbreiterung des Mediastinums nach Reanimation (z. B. Blutung, Perikardtamponade)
- Rippenfrakturen.

30.2 Welchen Befund erheben Sie in Abbildung 30.1? Auf welche Komplikation weist er hin?

- **Zeichen des tiefen Sinus** oder „deep sulcus sign" (Abb. 30.2, Pfeile)
- sehr subtile Pleuralinie (Abb. 30.2, gepunktete Linie)
- im Liegen oft einziger Hinweis auf einen Pneumothorax.

30.3 Welche weiteren Zeichen würden die Komplikation bestätigen?

Akzentuierte Zwerchfell- und Mediastinalbegrenzung oder feine Pleuralinie dort.

30.4 Wie könnte sie zustande gekommen sein?

- Rippenfraktur
- ZVK-Anlage, perforierende Verletzung
- Bronchialeinriss, Ruptur einer vorbestehenden Bulla
- maschinelle Beatmung mit Überdruck.

Kommentar

Die Detektion eines Pneus auf einer Aufnahme im Stehen ist in der Regel unproblematisch: Die Lunge sackt nach unten, die Luft im Pleuraraum steigt in die Thoraxspitzen. Im Liegen steigt die Luft in den ventralen Thoraxraum. Kleinere Pneus können einem dort im Röntgen leicht entgehen. Das **Zeichen des tiefen Sinus** („deep sulcus sign") ist das wichtigste Zeichen in dieser Situation. Hier tritt freie Luft in die tiefsten Pleurarecessus, die die normal geformte Lunge nie und nimmer ausfüllen könnte. Ein anderer Fingerzeig sind feine **Pleuralinien** entlang des Mediastinums und des Zwerchfells.

Notfall-CT des Kopfes

Sie werden als junge/r Radiologin/e um 04:00 Uhr zu einer CT gerufen. Der Patient ist bewusstlos auf einer Parkbank in den städtischen Grünanlagen gefunden worden.

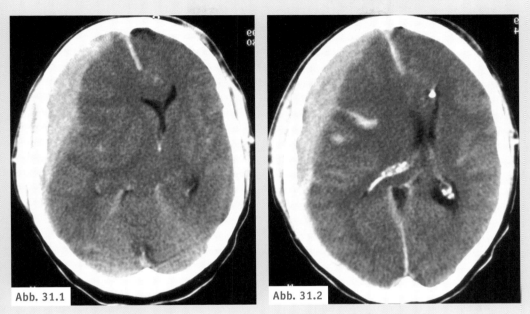

Abb. 31.1

Abb. 31.2

31.1 Warum veranlassen Sie eine native CT und nicht gleich eine Kontrastmittel-CT?

31.2 Welche Befunde erheben Sie in den Abbildungen 31.1 und 31.2?

31.3 Welche Maßnahme muss sofort erfolgen?

31.4 Welche weiteren Komplikationen sind zu befürchten?

Diagnose: Subdurale und subarachnoidale Blutung

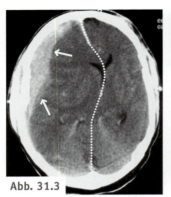
Abb. 31.3

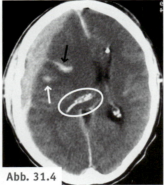
Abb. 31.4

31.1 Warum veranlassen Sie eine native CT und nicht gleich eine Kontrastmittel-CT?

Geronnenes Blut in Hämatomen wäre von KM in Gefäßen und anreichernden Strukturen nicht zu unterscheiden. Eine Kopf-CT wird immer nativ begonnen.

31.2 Welche Befunde erheben Sie in den Abbildungen 31.1 und 31.2?

- breites subdurales Hämatom rechts (Abb. 31.3, Pfeile)
- Galeahämatom rechts
- Ödem besonders der rechten Hemisphäre
- Verlagerung der Mittellinie nach links um über 2 cm (Abb. 31.4, gestrichelte Linie)
- zusätzliche subarachnoidale Blutung (Abb. 31.4, schwarzer Pfeil)
- zusätzliche Kontusionsblutung (Abb. 31.4, kleiner Pfeil)
- Kompression des rechten Seitenventrikels (Abb. 31.4, Kreis)
- Drainage im linken Vorderhorn.

31.3 Welche Maßnahme muss sofort erfolgen?

Eine sofortige Entlastung des subduralen Hämatoms ist zwingend erforderlich. Die ausgeprägte Mittellinienverlagerung steht allerdings für eine sehr schlechte Prognose.

31.4 Welche weiteren Komplikationen sind zu befürchten?

- Einklemmung durch Zunahme des Ödems
- Isolation eines Ventrikels mit Abflussbehinderung
- Zunahme der Blutung
- Infarzierung der rechten Hemisphäre besonders im Anterior- und Media-Stromgebiet durch Gefäßkompression, auch nach Entlastung.

Kommentar

Das subdurale Hämatom (SDH) entwickelt sich beim Einriss der Brückenvenen. Es hat eine sichelförmige Konfiguration entlang der Hirnkonvexität und kann sich auch entlang der Falx cerebri ausdehnen. Oft geht es mit Hirnkontusionen einher. Bei isolierten interhemisphärischen SDHs bei Kindern sollte gezielt eine Kindesmisshandlung ausgeschlossen werden.

> **Tipps und Tricks**
> Die Röntgenaufnahme des Schädels hat in der Schädeltraumadiagnostik nichts verloren. Relevante Schädelfrakturen und intrakranielle Verletzungen sind nur mittels CT eindeutig zu diagnostizieren. Keinesfalls darf eine normale Schädelaufnahme zum Ausschluss einer Kopfverletzung führen!

Zu Hause zusammengebrochen

Fall 32

Dieser Patient hat beim Fernsehen in seinem Sessel über Luftnot geklagt und ist dann auf den Teppich gesackt. Das EKG wird gerade geschrieben, Blut ist abgenommen. Der Patient liegt wach, aber röchelnd auf der Untersuchungsliege. Gerade erscheint die Lungenaufnahme auf dem Befundungsmonitor.

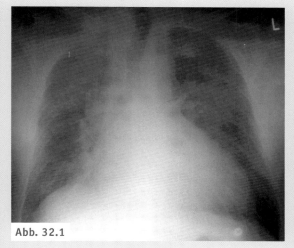

Abb. 32.1

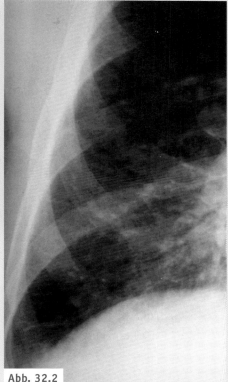

Abb. 32.2

32.1 Welche Befunde erheben Sie in Abbildung 32.1?

32.2 Welche ist die wahrscheinlichste Diagnose?
Ein weiterer Patient mit Dyspnoe wird Ihnen vorgestellt (Abb. 32.2).

32.3 Welche Befunde erheben Sie in Abbildung 32.2?

32.4 Welche ist die wahrscheinlichste Diagnose?

32.5 Welche anderen Ursachen können die pulmonalen Veränderungen haben?

Diagnose Pulmonales Ödem

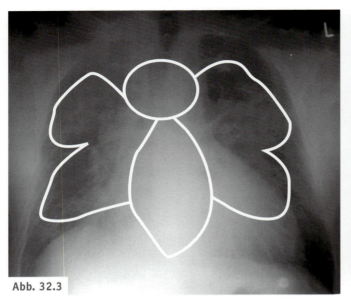

Abb. 32.3

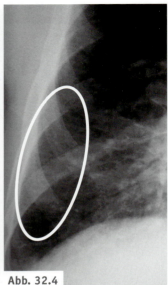

Abb. 32.4

32.1 Welche Befunde erheben Sie in Abbildung 32.1?

- global vergrößertes Herz
- flächige alveoläre Verschattungen im Lungenkern beidseits unter Aussparung der Lungenperipherie im Sinne eines **Schmetterlingmusters** („butterfly pattern", Overlay in Abb. 32.3).

32.2 Welche ist die wahrscheinlichste Diagnose?

Durch Herzversagen bedingtes fortgeschrittenes alveoläres Ödem.

32.3 Welche Befunde erheben Sie in Abbildung 32.2?

Feine Kerley-B-Linien im Sinne verdickter interlobulärer Septen (Abb. 32.4, Kreis).

32.4 Welche ist die wahrscheinlichste Diagnose?

Interstitielles Ödem.

32.5 Welche anderen Ursachen können die pulmonalen Veränderungen haben?

- Überwässerung bei Dialyse oder Überinfusion
- alveoläres Muster: exogen-allergische oder toxische Lungenveränderungen
- interstitielles Muster: virale, atypische, interstitielle Pneumonien, Lymphstau bei zentralen Tumoren.

Kommentar

Das hypertensive Lungenödem entwickelt sich im Verlauf eines Druckanstieges im pulmonalen Kreislauf. Daraus ergeben sich auch alle radiologischen Manifestationen.

Kranialisation

Steigt der Druck signifikant an, füllen sich vermehrt die Gefäße in den Lungenoberfeldern. Die normale, durch den hydrostatischen Druck im Stehen bedingte, relative Minderperfusion der Lungenspitzen hebt sich auf – es kommt zur **Umverteilung** oder **Kranialisation.** Im gleichen Abstand zum Hilus wären Oberlappen und Unterlappengefäße dann in etwa gleich dick. Dieses früheste Phänomen der Stauung ist nur auf Aufnahmen im Stehen zu beobachten, da nur im Stehen der hydrostatische Druck auf die Gefäße einwirkt. Im Liegen unterliegen die Lungenunterfelder und Oberfelder dem gleichen Druck. Das Zeichen ist subtil und eigentlich nur auf Verlaufskontrollaufnahmen sicher zu diagnostizieren.

Interstitielles Ödem

Steigt der Druck weiter, tritt Flüssigkeit aus den Gefäßen in den interstitiellen Raum aus. Dieser interstitielle Raum durchzieht zwar die gesamte Lunge, ist jedoch an ein paar Orten viel besser zu erkennen und zu beurteilen als an anderen. Schwillt das Interstitium infolge des Flüssigkeitseinstroms an, kann man das zuerst dort erkennen, wo es gedoppelt abgebildet wird: In den Lungenfissuren (besonders den Fissurae horizontalis oder minor) ist dies der Fall. Die Fissuren nehmen an Dicke zu und werden unscharf. Zwischen ihnen schwitzt außerdem das erste Pleuratranssudat aus. Eine weitere gut einsehbare interstitielle Struktur ist die **Bronchialmanschette**, die sich bei den orthograd abgebildeten Bronchien in Hilusnähe als umgebender Ring darstellt. Überschreitet die Dicke des Rings 1–2 mm, ist dies ein Hinweis auf eine Schwellung des interstitiellen Raums. Die häufigste Manifestation des interstitiellen Ödems sind die berühmten **Kerley-Linien.** Es handelt sich um die interlobulären Septen, die radiologisch sichtbar werden, wenn sie verdickt sind. Als Erstes fallen sie dort auf, wo sie nicht mit Gefäßen verwechselt werden können – also in dem anderthalb Zentimeter breiten subpleuralen Parenchymstreifen. Dort sind die Gefäße so klein, dass sie radiologisch nicht zur Darstellung kommen. Die verdickten Septen werden sichtbar – und zwar zuerst basal an der Pleuragrenze. Es handelt sich um die **Kerley-B-Linien** (B für basal). Auch in der Lungenspitze sind diese Strukturen zu sehen, allerdings nicht so häufig, weil dort weniger Lungen- als überlagerndes Weichteilgewebe vorliegt. Hier heißen sie **Kerley-A-Linien** (A für apikal). **Kerley-C-Linien** sieht man beim Ödem selten. Es handelt sich dabei um ein netzartiges Muster im Lungenzentrum (C für z(c)entral), das eigentlich nur bei Lymphstau oder bei der Lymphangiosis carcinomatosa gefunden wird.

Alveoläres Ödem

Steigt der Druck im pulmonalen Kreislauf weiter und wird die Kapazität des Lymphabflusses aus dem Interstitium überschritten, tritt Flüssigkeit in die Alveolen über. Die resultierenden Verschattungen sind initial feinfleckig, konfluieren zu flächigen Verdichtungen besonders im Lungenkern. Da sie die Lungenperipherie aussparen, entsteht für den Betrachter mit einiger Fantasie das **Bild eines Schmetterlings** („butterfly edema"). Innerhalb der flächigen Verdichtungen können sich die luftgefüllten Bronchien vor dem Hintergrund der nun flüssigkeitsgefüllten Alveolen deutlich sichtbar abheben. Das entspricht dem bekannten **Bronchopneumogramm,** das in allen ausgedehnten alveolären Prozessen erscheint – seien es Pneumonien, Blutungen, Alveolarzellkarzinome oder Ödeme.

> **Tipps und Tricks**
> Eine Kranialisation kann man nur im Stehen diagnostizieren. Im Liegen sind wir alle „kranialisiert".
> Ein Lungenödem kann sich auch im normotensiven Lungenkreislauf aufgrund eines Membranschadens entwickeln – das ist das ARDS („adult respiratory distress syndrome").

Nach einem Reisebusunfall

Fall 33

Auf einem Ausflug der Seniorenresidenz „Abendsonne" zum Kyffhäuser ist der Bus von der Straße abgekommen und einen Abhang heruntergerollt. Neben einigen Patienten mit Schenkelhalsfrakturen kommen auch zwei ältere Herren mit Nackenschmerzen aus dem Notarztwagen in Ihre Notfallaufnahme. Sie lassen Aufnahmen der Halswirbelsäule anfertigen. Die Anästhesisten bitten Sie um kurzfristige Mitteilung, ob die Schanz'schen Krawatten abgenommen werden können.

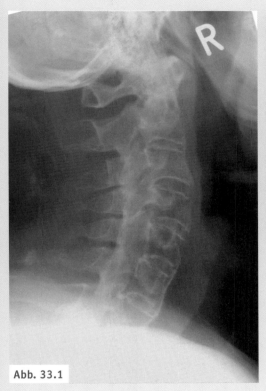

Abb. 33.1

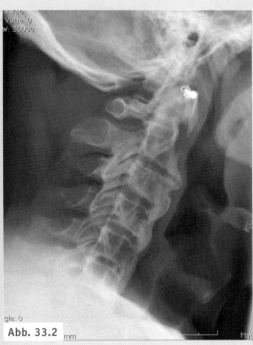

Abb. 33.2

33.1 Welche Aspekte sind bei der Befundung einer Trauma-HWS besonders wichtig?

33.2 Welche Befunde erheben Sie in Abbildung 33.1? Welche Diagnose stellen Sie?

33.3 Welche Befunde erheben Sie in Abbildung 33.2? Welche Diagnose stellen Sie?

33.4 Welche anderen Veränderungen erwarten Sie beim Patienten in Abbildung 33.1?

33.5 Welche anderen Veränderungen erwarten Sie beim Patienten in Abbildung 33.2?

Diagnose Morbus Bechterew und Morbus Forrestier

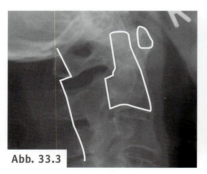
Abb. 33.3

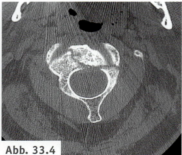
Abb. 33.4

33.1 Welche Aspekte sind bei der Befundung einer Trauma-HWS besonders wichtig?

- Darstellung sämtlicher sieben Halswirbelkörper
- harmonische Linien entlang der vorderen und hinteren Wirbelkanten sowie der hinteren Spinalkanalbegrenzung (spinolamelläre Linie) zum Ausschluss Versatz/Fraktur.

33.2 Welche Befunde erheben Sie in Abbildung 33.1? Welche Diagnose stellen Sie?

- Verknöcherung/Ankylosierung der gesamten HWS (Ligamente und Intervertebralgelenke) bis auf C1
- Gefügestörung bei C1/2 mit Versatz der spinolamellären Linie (Abb. 33.3, Kontur)
- Verkalkung des Ligamentum nuchae als Nebenbefund
- Diagnose: Verdacht auf Densfraktur bei **Morbus Bechterew** (Abb. 33.4).

33.3 Welche Befunde erheben Sie in Abbildung 33.2? Welche Diagnose stellen Sie?

- Verknöcherung des vorderen Längsbandes der gesamten unteren HWS bis C3
- Diagnose: **Morbus Forrestier.**

33.4 Welche anderen Veränderungen erwarten Sie beim Patienten in Abbildung 33.1?

- Ankylose der Iliosakralgelenke beidseits
- Versteifung der gesamten Wirbelsäule in der Art eines **Bambusstabs**
- **quadratische Wirbelkörper** (!)
- normale Höhen der Bandscheiben, da diese keine federnde Funktion mehr haben.

33.5 Welche anderen Veränderungen erwarten Sie beim Patienten in Abbildung 33.2?

Verkalkungen des vorderen Längsbandes auch im Bereich der BWS.

Kommentar

Beide Erkrankungen führen zu einem schweren Elastizitätsverlust der Wirbelsäule. Schon geringe Dezelerationstraumen (z. B. Stürze aus geringer Höhe) können zu einer Wirbelsäulenfraktur und einem neurologischen Querschnitt führen.

> **Tipps und Tricks**
> Bei entsprechendem Trauma ist bei beiden Grunderkrankungen eine HWS-CT erforderlich.

Direkt von der Autobahn

Fall 34

Auf der Autobahn ist es am Freitagnachmittag zu einer Massenkarambolage gekommen. Dieser Patient musste erst aus seinem PKW befreit werden. Er liegt etwas benommen auf seiner Trage, antwortet aber auf Ihre Fragen. Eine Thoraxaufnahme ist bereits angefertigt worden. Der Anästhesist ist zu einem anderen Patienten gerufen worden. Sie spüren den Atem der Unfallchirurgin im Nacken.

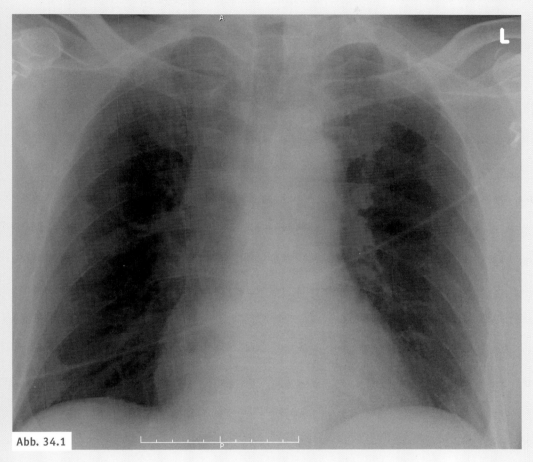

Abb. 34.1

34.1 Welche wesentlichen Befunde erheben Sie in Abbildung 34.1?

34.2 Welche Diagnose steht im Raum?

34.3 Welche weitere Diagnostik sollte umgehend erfolgen?

34.4 Welche Verletzung tritt bevorzugt an dieser Stelle auf?

Diagnose: Mediastinale Blutung

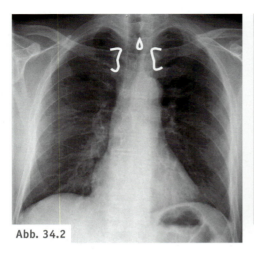

Abb. 34.2

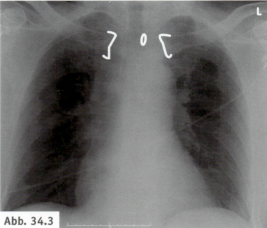

Abb. 34.3

34.1 Welche wesentlichen Befunde erheben Sie in Abbildung 34.1?

- Stauchung des Herzens und Verbreiterung des oberen Mediastinums (vergleiche Abb. 34.2, Aufnahme im Stehen am nächsten Tag)
- geringe Rotation des Thorax nach rechts (Abb. 34.2 u. 34.3, Markierungen).

34.2 Welche Diagnose steht im Raum?

- Blutung ins Mediastinum bei gedeckter Aortenruptur/Aneurysma spurium nach Aufpralltrauma.

34.3 Welche weitere Diagnostik sollte umgehend erfolgen?

- CT-Angiographie des Thorax.

34.4 Welche Verletzung tritt bevorzugt an dieser Stelle auf?

- Aneurysma häufig im Bereich der Ligamentum-Botalli-Insertion
- Ligamentum Botalli heftet Pulmonalarterie an Aortenbogen
- Einriss an aortaler Bandinsertion bei thorakaler Stauchung.

Kommentar

Die Mediastinalverlagerung und/oder Mediastinalverbreiterung auf einem Aufnahmethorax ist eine gravierende Diagnose, da die erforderliche CT den Patienten für mindestens 40 Minuten (inklusive Transport etc.) bindet. Besonders Patienten mit Kopfverletzungen könnten durch die Verzögerung des neurochirurgischen Eingriffes gefährdet werden. Das Mediastinum ist so konfiguriert, dass jede Verdrehung im Röntgenbild als Verbreiterung imponiert. Zusätzlich dazu wird im Liegen das Mediastinum natürlich auch gestaucht – besonders bei Patienten mit einem großen Abdomen. Im vorliegenden Bild ist der Patient etwas rotiert. Vor dem Hintergrund des schweren Traumas muss das Aneurysma spurium trotzdem mittels CT ausgeschlossen werden, denn eine sekundäre Ruptur wird selten überlebt. Bei adipösen Patienten findet sich gelegentlich eine Lipomatose des Mediastinums. Auch deren Differenzierung von einer Blutung ist im Notfall nur mit Hilfe der CT möglich.

Bauchschmerzen seit dem Morgen

Dieser Patient ist heute Morgen mit Bauchschmerzen aufgewacht, die seither weiter zugenommen haben. Der Rettungswagen hat ihn aus seiner Wohnung direkt in die Notaufnahme gebracht. Sie haben im Ultraschall bereits freie Flüssigkeit im Abdomen ausschließen können. Diese Abdomenübersicht haben Sie danach anfertigen lassen.

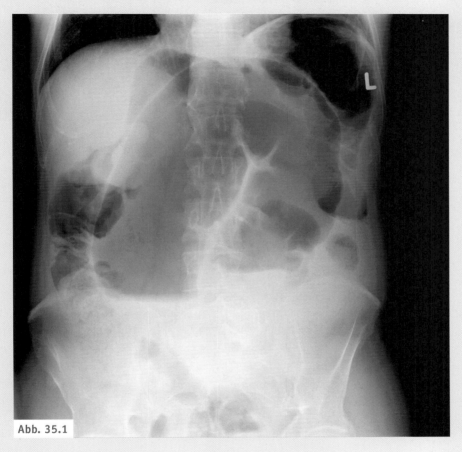

Abb. 35.1

35.1 Um was für eine Aufnahme handelt es sich? Was muss man bei der Anfertigung beachten und warum?

35.2 In welchen Abschnitten des Gastrointestinaltrakts ist Luft normal? Wo suchen Sie nach freier Luft?

35.3 Welcher Darmabschnitt ist hier betroffen?

35.4 Was ist die wahrscheinlichste Diagnose? Wie heißt das dazugehörige Röntgenzeichen? Wie beweist man sie?

35.5 Wo tritt diese Veränderung außerdem noch auf?

Diagnose Dickdarmileus bei Sigma-Volvulus

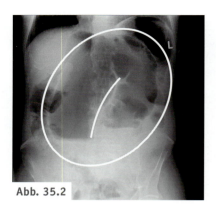

Abb. 35.2

Abb. 35.3

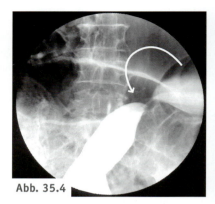

Abb. 35.4

35.1 Um was für eine Aufnahme handelt es sich? Was muss man bei der Anfertigung beachten und warum?

- Der Spiegel im Darm beweist die Aufnahme im Stehen im horizontalen Strahlengang.
- Der Patient muss etwa 5 – 10 Minuten in dieser Stellung vor dem Aufnahmestativ verharren, um etwaige freie Luft unter das Zwerchfell perlen zu lassen und der Peristaltik Gelegenheit zu geben, die Flüssigkeitsspiegel in aufgestellten Schlingen zu verändern.

35.2 In welchen Abschnitten des Gastrointestinaltraktes ist Luft normal? Wo suchen Sie nach freier Luft?

- Das Vorkommen von Luft im Dickdarmrahmen und im Magen ist normal.
- Freie Luft erkennt man unter dem rechten Zwerchfell sowohl bei Aufnahmen in Linksseitenlage als auch im Stehen.

35.3 Welcher Darmabschnitt ist hier betroffen?

Die Position im Mittelbauch, das Kaliber der Schlinge und die angedeutete Haustrierung sprechen für das Sigma (Abb. 35.2, Zeichnung).

35.4 Was ist die wahrscheinlichste Diagnose? Wie heißt das dazugehörige Röntgenzeichen? Wie beweist man sie?

- Dickdarmileus, Volvulus des Sigma als Ursache am wahrscheinlichsten
- **Kaffeebohnen-Zeichen,** „coffee bean sign" (Abb. 35.2, Zeichnung, vergleiche Abb. 35.3) als deutlicher Hinweis auf Genese
- **Kontrastmitteleinlauf** beweist die Einschnürung des Lumens (Abb. 35.4, Pfeil) durch die Torsion des mesenterialen Blattes.

35.5 Wo tritt diese Veränderung außerdem noch auf?

- möglich an allen Darmabschnitten mit langem freiem Mesenterium
- Zökumvolvulus am zweithäufigsten.

Kommentar

Es muss ein Hindernis proximal und distal der dilatierten Schlinge bestehen. Diese Bedingung ist nur bei einer Torsion des Sigmas bzw. einem Volvulus gegeben.

Mit Halbseitenparese aufgefunden

Fall 36

Direkt aus ihren Wohnungen hat man diese Patienten in Ihre Notaufnahme gebracht. Alle drei sind um die 65, wesentliche Krankheiten sind nicht bekannt. Keiner nimmt regelmäßig Medikamente. Alle drei können keine zuverlässigen Angaben über den Hergang geben. Schauen Sie sich die repräsentativen Schnitte der drei CTs an und bilden Sie sich eine Meinung.

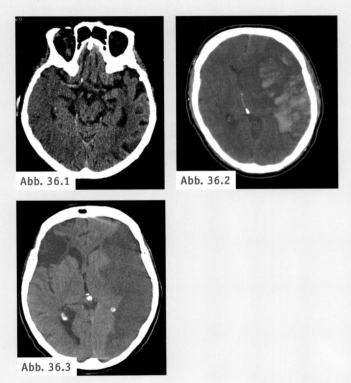

Abb. 36.1

Abb. 36.2

Abb. 36.3

36.1 Warum führt man immer erst eine CT des Kopfes ohne Kontrastmittel durch?

36.2 Welchen Befund erheben Sie in Abbildung 36.1?
Wie lange ist das auslösende Ereignis her?

36.3 Welchen Befund erheben Sie in Abbildung 36.2?
Wie lange ist das auslösende Ereignis her?

36.4 Welche Befunde erheben Sie in Abbildung 36.3?
Wie lange sind die auslösenden Ereignisse her?

36.5 Welche Patienten eignen sich für die Thrombolyse?
Welche Risiken muss man bedenken?

Diagnose Mediainfarkte unterschiedlichen Alters

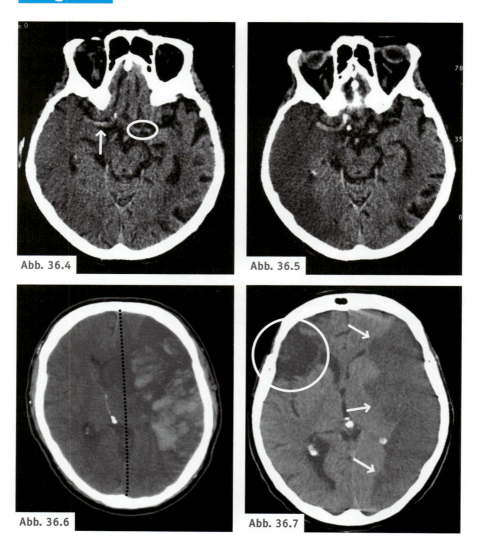

Abb. 36.4

Abb. 36.5

Abb. 36.6

Abb. 36.7

36.1 Warum führt man immer erst eine CT des Kopfes ohne Kontrastmittel durch?

Koaguliertes Blut hat in CT-Aufnahmen des Kopfes eine ähnliche Dichte wie kontrastmittel-angereichertes Blut und Gewebe.

36.2 Welchen Befund erheben Sie in Abbildung 36.1? Wie lange ist das auslösende Ereignis her?

- Es ist das **Zeichen der dichten A. cerebri media** oder „dense media sign" links (Abb. 36.4, Pfeil, vergleiche Normalbefund, Kreis) zu sehen. Das entspricht einem frischen Thrombus im Gefäß.
- Das „dense media sign" tritt unmittelbar auf.

**36.3 Welchen Befund erheben Sie in Abbildung 36.2?
Wie lange ist das auslösende Ereignis her?**

- hämorrhagischer Territorialinfarkt der A. cerebri media links
- ausgeprägtes Ödem in der gesamten linken Konvexität mit Masseneffekt
- Mittellinienverlagerung zur Gegenseite um über 1,5 cm (gepunktete Linie, Abb. 36.6)
- Infarkt gut demarkiert, muss mindestens zwölf Stunden her sein.

**36.4 Welche Befunde erheben Sie in Abbildung 36.3?
Wie lange sind die auslösenden Ereignisse her?**

- gut demarkierter Territorialinfarkt der A. cerebri media links (Pfeile, Abb. 36.7)
- zusätzlich Infarkt im vorderen Territorium der A. cerebri media rechts (Kreis, Abb. 36.7)
- Befund links ist noch raumfordernd – Infarkt vor Tagen bis wenigen Wochen
- Befund rechts ist in Abräumphase (Vorderhorn wird weit, Dichte des Infarktes nähert sich Liquor an) – Infarkt vor Monaten.

**36.5 Welche Patienten eignen sich für die Thrombolyse?
Welche Risiken muss man bedenken?**

- Nur der Patient in Abbildung 36.1 könnte noch im Zeitfenster von sechs Stunden sein.
- Der Patient in Abbildung 36.2 liegt außerhalb des Zeitfensters und ist auch wegen der Hämorrhagie nicht thrombolysierbar.
- Jede Thrombolyse erhöht das Risiko einer fatalen Blutung in den Infarkt.

Kommentar

Das Alter eines Hirninfarktes ist von größter Wichtigkeit für die Entscheidung zur Thrombolyse. Deren Risiken sind enorm und müssen genau abgewogen werden. Bei manchen Patientengruppen ist das Risiko eindeutig zu hoch. Die Blutung in den Infarkt, wenn sie denn eintritt, ist meist letal. Zudem macht die Eröffnung von Gefäßen in einem funktionslos gewordenen Territorium keinen Sinn. Viele Patienten erreichen die Stroke-Unit zu spät und häufig ergeben die Anamnese des Patienten oder die Angaben der Verwandten keine eindeutigen Hinweise auf den Zeitpunkt des Infarktes.

Mehrere **Bedingungen** müssen erfüllt sein, um einen Patienten zu thrombolysieren:
- klinische Diagnose eines ischämischen Hirnschlags
- behinderndes Defizit zum Zeitpunkt der Untersuchung
- Intervall zwischen Symptom- und Therapiebeginn von 0–3 Stunden für intravenöse und von 0–6 Stunden für intraarterielle Thrombolyse (bei Verschlüssen der Arteria basilaris auch länger)
- Alter ≥ 18 Jahre
- Ausschluss einer akuten intrakraniellen Blutung mittels CT oder MRT.

Kontraindikationen für die Thrombolyse (intravenös oder intraarteriell) sind folgende:
- Symptombeginn nicht eruierbar
- rasche und spontane Regredienz der Symptome, sodass der Patient bei Behandlungsbeginn ohne Behinderung ist
- ischämischer Hirnschlag oder Schädel-Hirn-Trauma in den letzten drei Monaten
- frühere intrakranielle Blutung
- Symptome oder Zeichen einer Subarachnoidalblutung
- schwere Komorbidität
- medikamentös nicht senk- und kontrollierbarer Blutdruck von > 185/110 mmHg bei Therapiebeginn

- Blutzucker von < 2,7 oder von > 22,21 mmol/l
- Thrombozytopenie von < 100 000/mm³
- INR von > 1,5 oder aPTT über dem Normalbereich
- infektiöse Endokarditis (in Einzelfällen kann eine intraarterielle Thrombolyse und eine mechanische Rekanalisation erwogen werden)
- epileptischer Anfall bei Symptombeginn (relative Kontraindikation)
- Schwangerschaft (relative Kontraindikation)
- intrakranielle Tumoren (relative Kontraindikation)
- CT oder MRT: Zeichen einer ausgedehnten irreversiblen Ischämie (relative Kontraindikation)
- CT oder MRT: Hinweis auf eine intrakranielle arteriovenöse Malformation oder ein Aneurysma (relative Kontraindikation).

Kontraindikationen nur für eine **intravenöse Thrombolyse:**
- dringender Verdacht auf Aortenaneurysma oder Perikarditis
- Intestinalblutung oder Harnwegsblutung in den letzten 21 Tagen
- größere Operationen in den letzten 14 Tagen
- Lumbalpunktion in den letzten sieben Tagen
- traumatische oder länger als zehn Minuten dauernde Reanimation in den letzten 21 Tagen
- Punktion einer nicht komprimierbaren Arterie in den letzten sieben Tagen.

Unwohlsein seit gestern Morgen

Fall 37

Ein 45-jähriger Patient kommt blass und mit Schüttelfrost in Ihre Sprechstunde. Er hustet heftig, was Ihre körperliche Untersuchung schwierig macht. Sie lassen eine Thoraxaufnahme anfertigen.

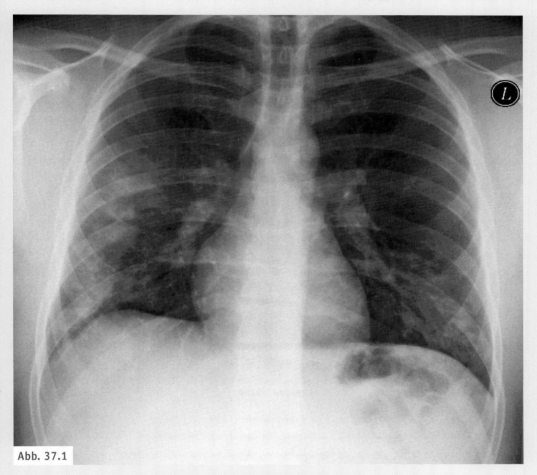

Abb. 37.1

37.1 Wurde diese Aufnahme im Stehen oder Liegen angefertigt?

37.2 Welchen Befund erheben Sie?

37.3 Was ist die Diagnose/Differenzialdiagnose?

37.4 Welche Kontrolluntersuchung müssen Sie veranlassen?

Diagnose Pneumonie im Unterlappen

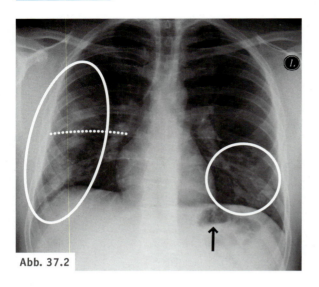

Abb. 37.2

37.1 Wurde diese Aufnahme im Stehen oder Liegen angefertigt?

Die Aufnahme wurde im Stehen angefertigt:
- Beide Scapulae projizieren sich in die seitliche Thoraxwand und nicht in die Lungenfelder. Bei der Aufnahme im Stehen werden die Schultern nach vorne gezogen. Im Liegen projizieren sich die Scapulae in die Lungenfelder.
- Der Spiegel im Magen (Abb. 37.2, schwarzer Pfeil) beweist die aufrechte Körperposition.

37.2 Welchen Befund erheben Sie?

- fleckige (somit alveoläre) Verdichtungen von diaphragmal über das Niveau der Fissura minor (Abb. 37.2, punktierte Linie) nach kranial sich erstreckend (damit nicht im Mittellappen): Infiltrat im Unterlappen
- weitere alveoläre Verdichtung im linken Unterfeld, ohne Seitaufnahme nicht eindeutig einem Lappen zuzuordnen
- kräftige Hili hinweisend auf mögliche Lymphknotenvergrößerungen.

37.3 Was ist die Diagnose/Differenzialdiagnose?

- beidseitige Pneumonie am wahrscheinlichsten
- nur auf der Basis des Bildes außerdem möglich:
  - Hämorrhagie, Aspiration
  - Alveolarzellkarzinom
  - Morbus Wegener.

37.4 Welche Kontrolluntersuchung müssen Sie veranlassen?

Eine Thoraxaufnahme sollte 3–4 Wochen nach Beendigung der Therapie und Symptomrückgang die komplette Rückbildung der Infiltrate beweisen. Besteht ein Restbefund, werden eine Bronchoskopie und/oder eine CT notwendig.

Aus dem Notarztwagen

Fall 38

Sie werden in Ihrem zweiten Dienst wegen eines Polytraumas in die Notaufnahme gerufen. Der Patient ist noch im Unfallfahrzeug vom Notarzt behandelt worden. Diese Thoraxaufnahme liegt schon für Sie bereit.

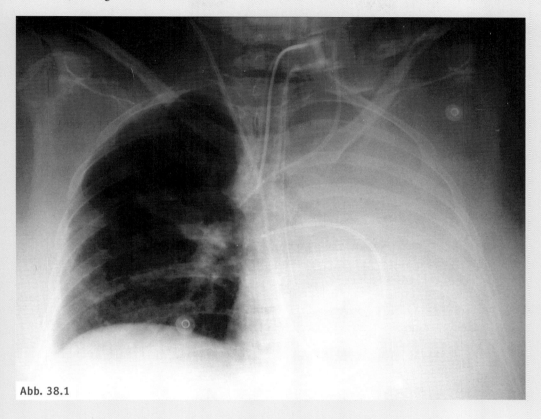

Abb. 38.1

38.1 Welche Aspekte sind bei einer Notfall- oder Intensivaufnahme besonders wichtig?

38.2 Welche Befunde erheben Sie in Abbildung 38.1?

38.3 Welche Maßnahme muss sofort erfolgen?

Diagnose Zu tiefe Intubation

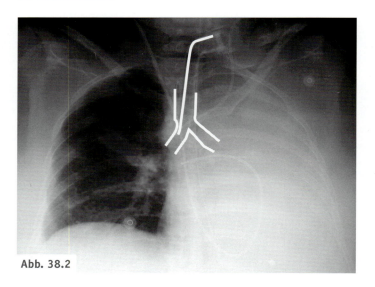

Abb. 38.2

38.1 Welche Aspekte sind bei einer Notfall- oder Intensivaufnahme besonders wichtig?

- **Status der Intensivmaterialien:**
  - Lage des Tubus, der zentralen Zugänge (auch Pulmonaliskatheter, Abb. 38.2), der Magensonde.
- **Komplikationen stattgehabter Interventionen:**
  - Pneumothorax (nach ZVK-Anlage)
  - Pneumomediastinum, Atelektasen, exzessive Luft im Magen (nach komplizierter oder erfolgloser Intubation)
  - Überwässerung (nach Infusionsgabe).

38.2 Welche Befunde erheben Sie in Abbildung 38.1?

- Komplettverschattung der linken Lunge
- Hinweise auf Mediastinalverlagerung nach links trotz Rotation nach links
- Intubation des rechten Hauptbronchus (Abb. 38.2, Markierung der Trachealgrenzen und des Tubus).

38.3 Welche Maßnahme muss sofort erfolgen?

Retraktion des Tubus und Lagekontrolle mit Thoraxaufnahme.

Hüftschmerzen

Fall 39

Mit Hüftbeschwerden kommt ein 65-jähriger Patient zu Ihnen in die Praxis. Am schlimmsten seien die Beschwerden auf der linken Seite. Sein Bruder habe schon eine Hüftprothese wegen Arthrose. Er selbst wird seit geraumer Zeit wegen eines Lupus erythematodes behandelt. Sie lassen beide Hüften röntgen.

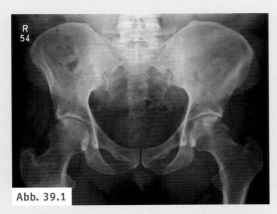

Abb. 39.1

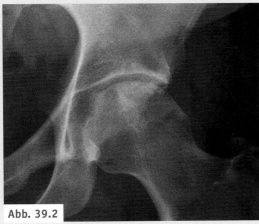

Abb. 39.2

39.1 Welchen Befund erheben Sie in Abbildung 39.1 und in der Vergrößerung Abbildung 39.2?

39.2 Welche Differenzialdiagnosen müssen Sie am Hüftgelenk bedenken?

39.3 Was ist Ihre Diagnose? Welche Risikofaktoren gibt es?

39.4 Welche Untersuchungsmodalität setzen Sie zur genaueren Beurteilung ein?

Diagnose: Hüftkopfnekrose bei Steroidmedikation

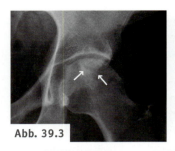
Abb. 39.3

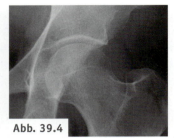
Abb. 39.4

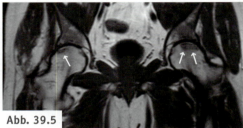
Abb. 39.5

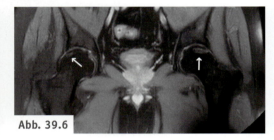
Abb. 39.6

39.1 Welchen Befund erheben Sie in Abb. 39.1 und Abb. 39.2?

- keine degenerativen Anbauten, normaler Gelenkspalt
- Entrundung/Abflachung des Hüftkopfes und Sklerosierungszone (Abb. 39.3, Pfeile, und Abb. 39.4, Normalbild).

39.2 Welche Differenzialdiagnosen müssen Sie am Hüftgelenk bedenken?

- Coxarthrose, Coxarthritis, Hüftdysplasie, Z. n. kindlicher Epiphysiolyse
- Hüftkopfnekrose, Z. n. kindlicher Hüftkopfnekrose (Morbus Perthes)
- transitorische Osteoporose.

39.3 Was ist Ihre Diagnose? Welche Risikofaktoren gibt es?

Typische **Hüftkopfnekrose,** verursacht z. B. durch:
- Verletzungen des Hüftgelenkes
- Sichelzellanämie, Morbus Gaucher, Lupus erythematodes
- Caisson-Krankheit (Taucherkrankheit, Dekompressionskrankheit)
- Kortisontherapie (z. B. nach Transplantation), Leberzirrhose, Hyperurikämie, Alkohol- und Nikotinabusus, Hyperlipidämie.

39.4 Welche Untersuchungsmodalität setzen Sie zur genaueren Beurteilung ein?

MRT, in der man die Nekrose am frühsten und besten sieht (Abb. 39.5 u. 39.6, Pfeile).

Kommentar

Bei Hüftbeschwerden sind Röntgenaufnahmen der Hüftgelenke indiziert. Zeigen diese nur einen diskret pathologischen oder einen Normalbefund, müssen solche Erkrankungen ausgeschlossen werden, die schwerste Konsequenzen für das Gelenk haben. Wesentlich ist die Diagnose der **Hüftkopfnekrose** und der **transitorischen Osteoporose,** die miteinander verwandt sind und ähnlich behandelt werden.

Präoperativer Thorax

Fall 40

Ein Patient kommt zur operativen Therapie seiner Leistenhernie auf Ihre chirurgische Station. Das präoperative Thoraxbild ist bereits am Vortage angefertigt worden, war jedoch verlegt worden. Der Patient steht bereits vor dem OP-Saal, als Sie das Bild endlich in der Röntgentüte seines Bettnachbarn finden. Kann die Operation beginnen oder müssen Sie die Einleitung der Narkose umgehend stoppen lassen?

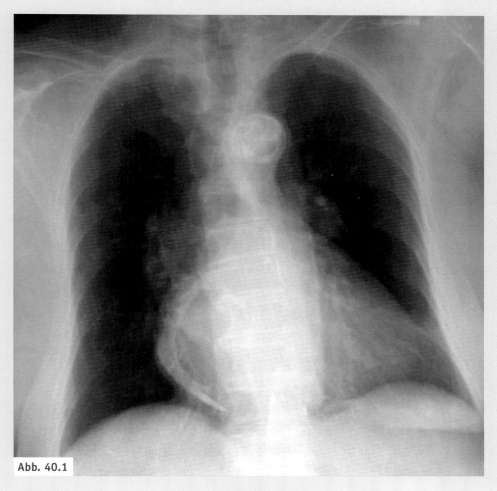

Abb. 40.1

40.1 Welche Befunde erheben Sie in Abbildung 40.1?

40.2 Welche Differenzialdiagnosen müssen Sie bedenken?

40.3 Was ist Ihre Diagnose?

40.4 Kann der Patient operiert werden?

Diagnose Panzerherz

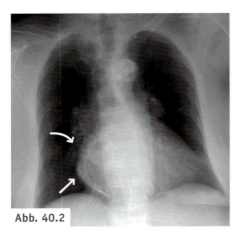

Abb. 40.2

40.1 Welche Befunde erheben Sie in Abbildung 40.1?

- globale Herzvergrößerung
- Aortensklerose
- kräftige Hili
- irreguläre Gefäßverläufe wie bei COPD
- sichelförmige Verkalkung entlang der rechten Herzkontur (Abb. 40.2, Pfeile).

40.2 Welche Differenzialdiagnosen müssen Sie bedenken?

- verkalktes Herzwandaneurysma nach Infarkt
- Pericarditis constrictiva, z. B. nach tuberkulöser Ergussbildung
- verkalktes Teratom.

40.3 Was ist Ihre Diagnose?

Pericarditis constrictiva oder Panzerherz, da kein Aneurysma erkennbar ist.

40.4 Kann der Patient operiert werden?

Ja, aber nur nach Klärung der kardialen und pulmonalen Situation.

Kommentar

Zur **Pericarditis constrictiva** kommt es im Rahmen der Ausheilung einer akuten fibrinösen oder serofibrinösen Pericarditis oder einer chronischen Ergussbildung. Es bildet sich eine feste Narbenplatte, die die Füllung der Kammern behindert. Die Tuberkulose ist ein häufiger Grund, aber auch bakterielle oder virale Entzündungen, Operationen am Herzbeutel, mediastinale Bestrahlungen und rheumatische Erkrankungen können ursächlich sein.
Bildgebend muss man von der Pericarditis constrictiva ein **verkalktes Herzwandaneurysma** differenzieren. Auch **Teratome** können – neben Fett, Knochen und Zahnanlagen – Verkalkungen aufweisen. Es ist wichtig, bei der entsprechenden CT des Thorax zunächst eine native Untersuchung (ohne Kontrastmittel) durchzuführen, um die Verkalkungen sicher von Kontrastmittel unterscheiden zu können. Die Differenzierung ist – neben der Anamnese – auch durch das Herzecho möglich.

Bewusstlos mit Pupillendifferenz

Fall 41

Dieser Patient wurde von aufmerksamen Passanten auf einer Parkbank direkt neben einer Schnellstraße entdeckt. Die hinzugerufene Notärztin stellte eine Bewusstlosigkeit mit Pupillendifferenz fest. Eine Kopfwunde konnte sie in dem arg verfilzten Haar nicht entdecken.

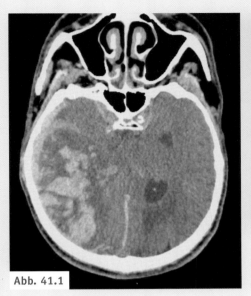

Abb. 41.1

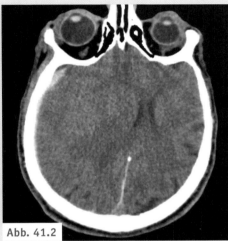

Abb. 41.2

41.1 Welche Befunde erheben Sie in den Abbildungen 41.1 und 41.2?

41.2 Welche zugrunde liegenden Erkrankungen müssen Sie bedenken?

41.3 Was ist die nächste bildgebende Maßnahme?

41.4 Wie ist die Prognose des Patienten und warum?

Diagnose: Zerebrale Massenblutung

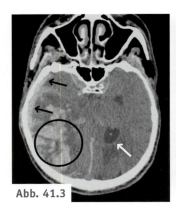
Abb. 41.3

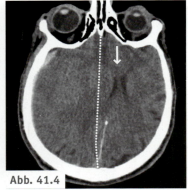
Abb. 41.4

41.1 Welche Befunde erheben Sie in den Abbildungen 41.1 und 41.2?

- riesige Blutung – **Massenblutung** – rechts (Abb. 41.3, schwarzer Kreis)
- subdurale Blutung rechte Konvexität (Abb. 41.3, schwarze Pfeile)
- Ödem rechts (Abb. 41.4, aufgehobene Rinden-Mark-Differenzierung)
- Verlagerung des Septum pelucidum (Abb. 41.4, weißer Pfeil) und der Mittellinie von über 2 cm nach links (Abb. 41.4, punktierte Linie)
- Hydrozephalus des linken Seitenventrikels (Abb. 41.3, weißer Pfeil).

41.2 Welche zugrunde liegenden Erkrankungen müssen Sie bedenken?

- Bluthochdruck als Auslöser einer hypertensiven Blutung
- Aneurysmaruptur mit intrakranieller Blutung
- Einblutung in einen Infarkt/hämorrhagischer Infarkt
- Blutung einer arteriovenösen Malformation
- Einblutung in Metastase oder hirneigenen Tumor
- Hirnkontusion nach Trauma.

41.3 Was ist die nächste bildgebende Maßnahme?

Die Bildgebung für diesen Patienten ist abgeschlossen.

41.4 Wie ist die Prognose des Patienten und warum?

Die Prognose ist sehr schlecht. Die ausgeprägte Mittellinienverlagerung hat wahrscheinlich bereits eine Infarzierung der rechten Hemispäre verursacht. Die Massenblutung ist zu groß.

Kommentar

Das Krisenmanagement steht bei intraparenchymatösen Blutungen im Vordergrund. Es gilt, die intrakranielle Drucksteigerung medikamentös so gering wie möglich zu halten. Mittellinienverschiebungen ab 1,5 cm führen zu Gefäßkompressionen oder Infarzierung. Bricht die Blutung in das Ventrikelsystem ein, resultiert eine Abflussbehinderung bzw. ein Hydrozephalus. Der ist mit einer Drainageneinlage in den Griff zu bekommen. Steigt der Druck intrakraniell, schwellen die äußeren Liquorräume zu. Schließlich kommt es zur Einklemmung am Tentorium oder im Foramen magnum. Der arterielle Zufluss in das Kranium versiegt und der Hirntod tritt ein.

Die Finger schmerzen

Fall 42

Der älteren Dame fällt es immer schwerer, für ihre gerade geborene Enkelin die kleinen Wollsöckchen zu stricken. Nach der ersten Vorstellung in Ihrer allgemeinmedizinischen Praxis haben Sie eine Röntgenaufnahme der Hand angefordert.

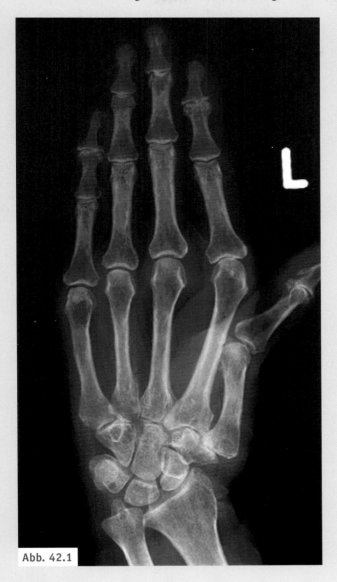

Abb. 42.1

42.1 Beschreiben Sie die Befunde in Abbildung 42.1!

42.2 Was sind die typischen Veränderungen bei entzündlichen Gelenkprozessen?

42.3 Wie lautet Ihre Diagnose?

Diagnose: Heberden- und Rhizarthrose

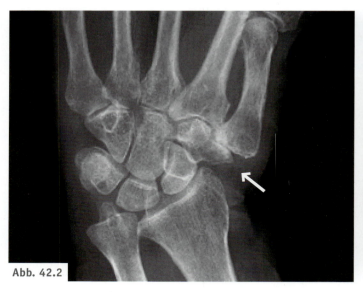

Abb. 42.2

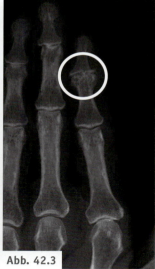

Abb. 42.3

42.1 Beschreiben Sie die Befunde in Abbildung 42.1!

- Verschmälerung des karpometakarpalen Gelenkspaltes D1 (Abb. 42.2, Pfeil)
- begleitende Sklerose
- schwalbenschwingenförmige Deformierungen der Fingerendgelenke (Abb. 42.3, Kreis)
- gelenknahe Sklerosierung
- osteophytäre Anbauten
- Weichteilschwellung.

42.2 Was sind die typischen Veränderungen bei entzündlichen Gelenkprozessen?

- Weichteilschwellung, Erguss
- Gelenkspaltverbereiterung früh, generalisierte Gelenkspaltminderung spät
- gelenknahe Entkalkung
- Usuren in der Peripherie des Gelenkes
- Subluxationen.

42.3 Wie lautet Ihre Diagnose?

- **Rhizarthrose:** Arthrose des karpometakarpalen Gelenks D1
- **Heberdenarthrose:** Arthrose der Fingerendgelenke.

Kommentar

Einzelne Gelenke sind deutlich häufiger von der Arthrose betroffen als andere: Das proximale (**Bouchardarthrose**) und das distale (**Heberdenarthrose**) Fingergelenk sind wohl die häufigsten Manifestationsorte. Das Daumensattelgelenk etwa (Abb. 42.2, Pfeil) ist bei älteren Menschen sehr oft arthrotisch. Im deutschen Sprachgebrauch nennt man die Degeneration hier **Rhizarthrose**. Das Großzehengrundgelenk, die Knie- und Hüftgelenke sind frequente Manifestationsorte am restlichen Körper.

Fieber, müde, Gewichtsverlust

Fall 43

Sie sind als Betriebsarzt in einem großen Krankenhaus auch zuständig für die Einstellungsuntersuchungen. Der neue Kollege hat in eine Röntgenuntersuchung der Lunge eingewilligt, weil er sich gerade „nicht so spitzenmäßig" fühlt und vor Jahren ein TB-Test positiv war.

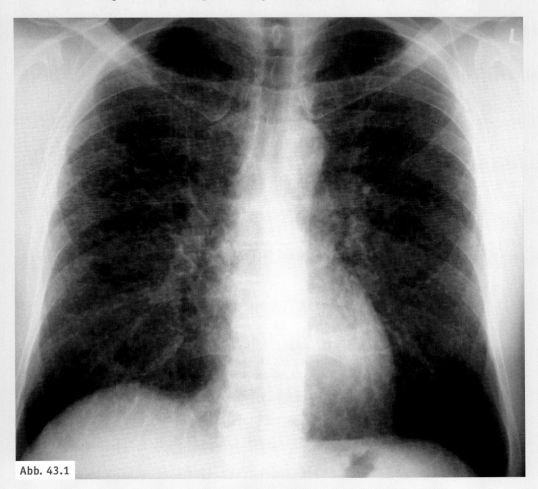

Abb. 43.1

43.1 Beschreiben Sie die Befunde in Abbildung 43.1!

43.2 Wie lautet Ihre Diagnose? Was sind die wichtigen Differenzialdiagnosen?

43.3 Welche Untersuchung veranlassen Sie zur genaueren Klassifizierung?

43.4 Welche Befunde erwarten Sie?

43.5 Welche Diagnose müssten Sie bedenken, wenn Sie in New Orleans praktizierten?

Diagnose Sarkoidose

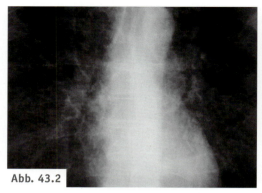

Abb. 43.2

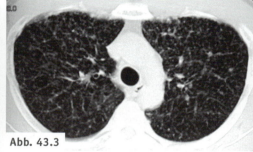

Abb. 43.3

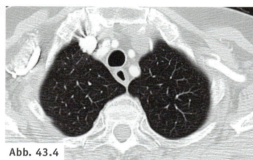

Abb. 43.4

43.1 Beschreiben Sie die Befunde in Abbildung 43.1!

- in beiden Lungenfeldern diffuse feinnoduläre Zeichnungsvermehrung, perihilär betont
- Hili nicht evident vergrößert (Abb. 43.2, Vergrößerung von Abb. 43.1).

43.2 Wie lautet Ihre Diagnose? Was sind die wichtigen Differenzialdiagnosen?

Die **Sarkoidose** (Morbus Boeck) passt am besten, Differenzialdiagnosen sind: Miliartuberkulose, Lungenfibrosen und Pneumokoniosen (Silikose, Kohlenstaublunge).

43.3 Welche Untersuchung veranlassen Sie zur genaueren Klassifizierung?

Hochauflösende CT des Lungenparenchyms (wie in Abb. 43.3):
- Stadium I: nur Lymphknoten (LK)-Vergrößerungen
- Stadium II: LK-Vergrößerungen und feinnoduläre Veränderungen des Parenchyms
- Stadium III: Parenchymveränderungen oder Lungenfibrose (Spätfolge: **Honigwabenmuster**).

43.4 Welche Befunde erwarten Sie?

- Verdickung der interstitiellen Septen (wie in Abb. 43.3, vergleiche Abb. 43.4, Normalbefund)
- feine Knotenbildungen (wie in Abb. 43.3, vergleiche Abb. 43.4, Normalbefund)
- Lymphknotenvergrößerungen.

43.5 Welche Diagnose müssten Sie bedenken, wenn Sie in New Orleans praktizierten?

Histoplasmose.

Notfall im dritten Dienst

Fall 44

Es ist Ihr dritter Nachtdienst in der Notaufnahme. Der Notarzt bringt in größter Eile einen nicht ansprechbaren älteren Patienten in den Reanimationsraum. Der Patient ist bereits intubiert. Die Thoraxaufnahme zeigt keine Auffälligkeiten. Laut Notarzt wurde der Patient im Gebüsch direkt an der Schnellstraße von einem vorbeifahrenden Taxifahrer gesichtet. Sie schieben das Schallgerät zwischen den Kollegen hindurch an den Patienten heran.

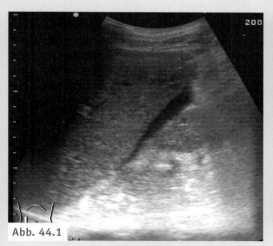
Abb. 44.1

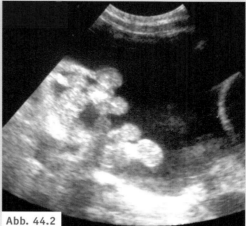
Abb. 44.2

44.1 Welche Schnittführung liegt in Abbildung 44.1 vor? Welche Organe sind zu sehen? Wie heißt der dargestellte Raum?

44.2 Welche Strukturen sind in Abbildung 44.2 zu sehen?

44.3 Wie lautet Ihre Diagnose? Was sind die wichtigen Differenzialdiagnosen?

44.4 Welche weiteren Befunde müssen Sie sonographisch umgehend ausschließen, wenn möglich?

44.5 Wenn die Veränderung traumatisch bedingt ist, welche weitere Bildgebung ist dann essenziell?

Diagnose: Freie Flüssigkeit im Abdomen

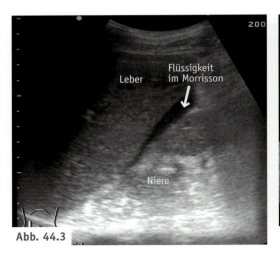

Abb. 44.3

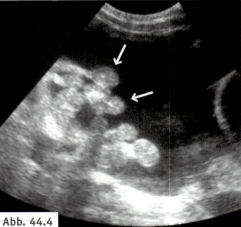

Abb. 44.4

44.1 Welche Schnittführung liegt in Abbildung 44.1 vor? Welche Organe sind zu sehen? Wie heißt der dargestellte Raum?

- rechte Seite des Körperstammes, etwa unter Zwerchfellniveau, kraniokaudale Schallkopfausrichtung, coronaler Schnitt
- kranial (links im Bild) die Leber, in Bildmitte die Niere, der Schallschatten ist durch eine Rippe verursacht
- **Morrisson-Raum** (Abb. 44.3, zwischen den Pfeilen), steht für die abdominelle Höhle.

44.2 Welche Strukturen sind in Abbildung 44.2 zu sehen?

Dünndarmschlingen (Abb. 44.4, Pfeile).

44.3 Wie lautet Ihre Diagnose? Was sind die wichtigen Differenzialdiagnosen?

- freie Flüssigkeit im Abdomen
- wesentliche DD:
  - Blutung
  - Darmruptur
  - Blasenruptur
  - Aszites (vorbestehend).

44.4 Welche weiteren Befunde müssen Sie sonographisch umgehend ausschließen, wenn möglich?

- Flüssigkeit/Blut im Perikard
- Flüssigkeit/Blut im Pleuraraum beidseits
- Organruptur, Aortenruptur.

44.5 Wenn die Veränderung traumatisch bedingt ist, welche weitere Bildgebung ist dann essenziell?

Gar keine, der Patient muss umgehend laparatomiert werden.

Kommentar

Bei Verdacht auf schwere Traumata gehört der „Schaller" in die erste Reihe. Die Untersuchung wird während der sonstigen anästhesistischen und chirurgischen Versorgung durchgeführt. Die Aussagen müssen klar und deutlich sein sowie vom Protokollführer im Reanimationsraum zur Kenntnis genommen werden. Sie sollten bei relevanten Befunden bereits sofort und während der Untersuchung erfolgen. Gegebenenfalls muss die Untersuchung zugunsten dringlicher chirurgischer Sofortmaßnahmen abgebrochen werden.

Schallprotokoll für den Traumapatienten

Bei der Untersuchung beginnen Sie mit der Einstellung des rechten Zwerchfelles seitlich an der Thoraxwand und kraniokaudaler Ausrichtung der Schallsonde. Sie erkennen dabei Flüssigkeit im Pleuraraum. Sodann fahren Sie nach kaudal und stellen den **Morrisson-Raum** zwischen der Leber und dem fettigen Nierenlager dar. Diese Spalte wird nur dann richtig sichtbar, wenn sie mit echoarmer Flüssigkeit gefüllt ist, d. h. Flüssigkeit, die im Abdomen frei verläuft. Diesen Spalt betrachten Sie mit besonderer Ruhe und Konzentration, im Zweifel etwas länger. Danach fahren Sie an der unteren Leberspitze entlang nach ventral. Dabei kommen Sie an der Gallenblase vorbei. Haben Sie den linken Leberlappen erreicht, drehen Sie die Schallsonde um 90° in die mediolaterale Ausrichtung. Jeweils bis tief unter das Zwerchfell schauend und dabei die Sonde nach kranial einwinkelnd schauen Sie sich die Leber in mehreren Durchgängen zügig von links nach rechts noch einmal in transversaler Schnittrichtung an. Erreichen Sie unterwegs das Xiphoid, winkeln Sie die Sonde stark nach kranial und schauen auf das Herz. Hier ist vor allem Flüssigkeit im Perikard auszuschließen. Ist die Analyse der Leber beendet, stellen Sie sich das linke Zwerchfell ein (wieder mit kraniokaudaler Ausrichtung der Schallsonde). Auch hier erkennen Sie schnell Flüssigkeit im Pleuraraum. Unter dem Zwerchfell wird die Milz angeschaut – und auch hier auf umgebende Flüssigkeit geachtet. Nach kaudal schließt sich die Niere an. Die abschließende Schallstrecke gilt den mittelständigen Strukturen des Abdomens und erfolgt wieder mit mediolateraler Ausrichtung der Schallsonde. Sie beginnen über dem Pankreaslager und gleiten dann an der Aorta, der Sie besondere Aufmerksamkeit schenken, entlang bis ins kleine Becken. Dabei suchen Sie unter anderem nach Flüssigkeit zwischen den Darmschlingen. Natürlich sind andere Schallprotokolle möglich. Der Ablauf sollte jedoch umfassend sein und auch im Halbschlaf beherrscht werden.

Befundungsgrundsätze

Wie bereits gesagt, wird der **relevante Befund** sofort in knappen Worten an den protokollierenden Notfallarzt weitergegeben. Beim schriftlichen Befund sollte keinesfalls vergessen werden, die **Uhrzeit auf die Minute genau zu notieren.** Die Patienten befinden sich zum Untersuchungszeitpunkt in intensiver Behandlung. Patienten im Schock bluten kaum, steigt der Druck aufgrund intensivmedizinischer Maßnahmen wieder an, nimmt auch der Blutungsdruck zu. Keinesfalls sollte man die Aussagekraft der Untersuchung überschätzen. Leber und Milz – als häufigste kontusionierte Organe im Abdomen – sind im Notfallultraschall nicht mit letzter Sicherheit zu beurteilen. Bleiben Fragen offen – und ist noch Zeit dazu –, sollte eine CT erfolgen.

Dies wird bei entsprechender Infrastruktur eine **Traumaspirale** sein. Keinesfalls sollte die Bildgebung als Ersatz für notwendige Interventionen angesehen werden und diese aufhalten.

Eine Unterredung unter Männern

Fall 45

Dieser junge Patient wird samstagmorgens angetrunken und übel riechend von der Polizei in Ihre Notfallaufnahme gebracht. Es habe eine Streiterei vor einer Diskothek gegeben, bei der es um eine Frau ging. Das Gesicht des Patienten ist aufgequollen und voller Einblutungen. Die Schädel-CT wurde bereits durchgeführt und zeigte keine intrakranielle Blutung. Diese NNH-Aufnahme wird angefertigt, um das Mittelgesicht zu beurteilen.

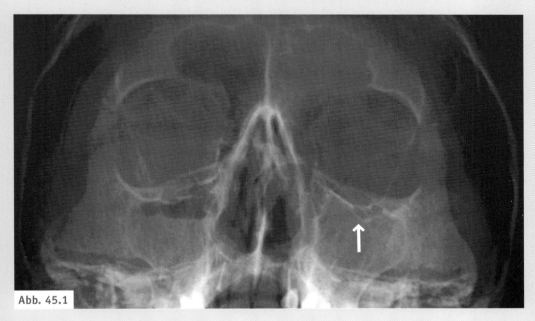

Abb. 45.1

45.1 Welche Befunde erheben Sie in Abbildung 45.1?

45.2 Auf welche Struktur deutet der Pfeil in Abbildung 45.1 und was geht da durch?

45.3 Was ist Ihre Diagnose?

45.4 Welche weitere Diagnostik ist erforderlich?

Diagnose Komplexe Mittelgesichtsfraktur

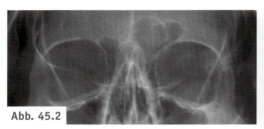

Abb. 45.2

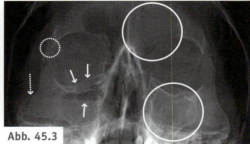

Abb. 45.3

45.1 Welche Befunde erheben Sie in Abbildung 45.1?

- Stufe im Orbitaboden rechts (vergleiche Abb. 45.2, Normalbefund, und Abb. 45.3, weiße Doppelpfeile)
- Flüssigkeitsspiegel im Sinus maxillaris rechts (Abb. 45.3, weißer Einzelpfeil)
- homogene Verschattung von Sinus maxillaris und frontalis links (Abb. 45.3, beide Kreise)
- Verdacht auf Fraktur des Os zygomaticum rechts (Abb. 45.3 gestrichelter Pfeil, vergleiche normale Gegenseite)
- Verdacht auf Sprengung der Sutura frontozygomatica (Abb. 45.3, gestrichelter Kreis, vergleiche normale Gegenseite).

45.2 Auf welche Struktur deutet der Pfeil in Abbildung 45.1 und was geht da durch?

Foramen infraorbitale, Durchtritt des N. infraorbitalis, dem Endast des N. maxillaris.

45.3 Was ist Ihre Diagnose?

Komplexe Mittelgesichtsfraktur mit Orbitabodenfraktur rechts und Verdacht auf weitere Frakturen rechts und links.

45.4 Welche weitere Diagnostik ist erforderlich?

CT des Mittelgesichts.

Kommentar

Die **Mittelgesichtsfrakturen** stehen bis zum Ausschluss **kranialer Blutungen** im Hintergrund. Nach der Erstversorgung sollte die Diagnostik dann allerdings zügig erfolgen. Zum Ausschluss knöcherner Verletzungen ist die konventionelle **Röntgenaufnahme** in der Regel ausreichend. Wird es komplexer und soll operativ versorgt werden, ist heutzutage eine **CT** indiziert.

Bauchschmerzen

Dieser Patient kommt mit akuten Bauchschmerzen zu Ihnen in die Ambulanz. Der Ultraschall ist erschwert durch viele luftgefüllte Darmschlingen. Die Abdomenübersicht zeigt keine freie Luft und eine normale Luftverteilung. Eine Region im Mittelbauch erregt jedoch Ihre Aufmerksamkeit.

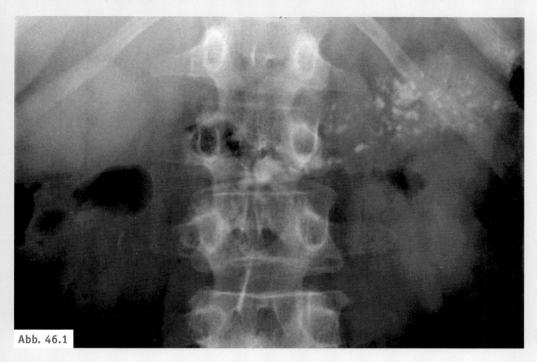

Abb. 46.1

46.1 Welche Befunde erheben Sie in Abbildung 46.1?

46.2 Welche Erkrankung liegt zugrunde? Welche Ursachen gibt es?

46.3 Was ist die nächste bildgebende Untersuchung und weshalb?

46.4 Welche Komplikationen können sich ergeben?

Diagnose: Chronische Pankreatitis – akuter Schub

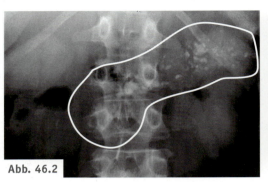

Abb. 46.2

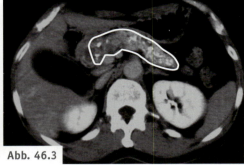

Abb. 46.3

46.1 Welche Befunde erheben Sie in Abbildung 46.1?

Grobschollige Verkalkungen im Pankreaslager (Abb. 46.2 u. 46.3, Umrisse).

46.2 Welche Erkrankung liegt zugrunde? Welche Ursachen gibt es?

- Die Verkalkungen sind Folge einer **chronischen Pankreatitis.**
- Alkoholabusus ist die häufigste Ursache der Pankreatitis, weitere sind:
  – Gallensteine
  – Mukoviszidose bei Jugendlichen
  – Trauma, auch iatrogen (nach ERCP).

46.3 Was ist die nächste bildgebende Untersuchung und weshalb?

Die CT des Abdomens mit Kontrastmittel ist die nächste Untersuchung, um einen akuten Schub und sein Ausmaß zu erkennen.

46.4 Welche Komplikationen können sich ergeben?

- Nekrose des Pankreas
- Ausbildung von Nekrosestraßen bis in die Leiste
- Ausbildung von Pankreaspseudozysten
- Infektion der Pankreaspseudozysten
- Diabetes, gastrointestinale Blutungen, Ikterus, biliäre Zirrhose.

Kommentar

Der akute Schub einer chronischen **Pankreatitis** wird primär durch Laboruntersuchungen entdeckt. Der Ultraschall führt oft nicht weiter, weil der Mittelbauch luftüberlagert ist. Die Abdomenübersicht schließt die Darmperforation und den Ileus als Schmerzursache aus. Die CT bestätigt die Diagnose und zeigt im Falle eines akuten Schubes gleichzeitig die Perfusion des Organs, seinen Schwellungsgrad und Nekrosestraßen im Retroperitoneum besonders in den Milzhilus und entlang des M. iliopsoas. Das aggressive Pankreasexsudat kann sich einen Weg in den Darm, die Gefäße und die Organe bahnen.

Geschwollenes Gesicht

Fall 47

Am Samstagmorgen sitzt dieser Patient in Ihrem Wartezimmer in der chirurgischen Notaufnahme. Er stöhnt vor Schmerzen and berichtet von einer zunehmenden Schwellung des Gesichts seit Mitternacht. Den Mund kann er kaum öffnen. Sie fordern eine Spezialaufnahme des Gebisses (**Orthopantomographie**) an.

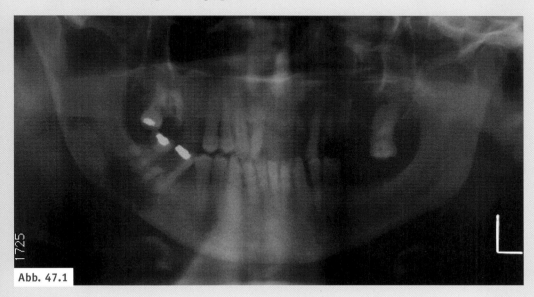

Abb. 47.1

47.1 Wie wird diese Orthopantomographie angefertigt?

47.2 Welche Befunde können Sie erheben?

47.3 Was ist die Hauptdiagnose?

47.4 Bei welcher Patientengruppe ist die Prüfung des Zahnstatus besonders wichtig?

Diagnose Mandibularabszess

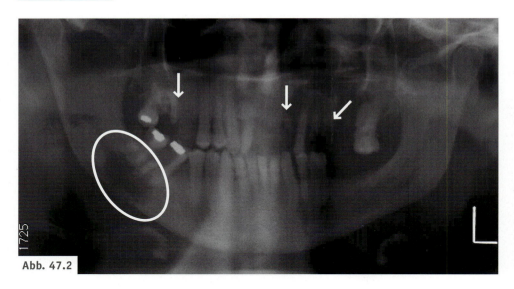

Abb. 47.2

47.1 Wie wird die Orthopantomographie angefertigt?

Es handelt sich um eine Tomographie, bei der Film und Röhre gleichzeitig um den Kopf des Patienten fahren. Deshalb bildet sich der Schildknorpel doppelt ab. Der Kopf wird für die Untersuchung „eingespannt", die Patienten müssen daher ruhig sitzen können.

47.2 Welche Befunde können Sie erheben?

- fehlende Zähne im linken Unterkiefer
- Zahnwurzelreste (Abb. 47.2, Pfeile)
- Karies unterhalb der Füllungen der Zähne 46 und 47 (rechter unterer Quadrant)
- großer Knochendefekt an den Wurzeln 46 und 47 (Abb. 47.2, Kreis).

47.3 Was ist die Hauptdiagnose?

Mandibularabszess rechts auf der Basis einer Karies der Zähne 46 und 47, bei desaströsem Zahnstatus.

47.4 Bei welcher Patientengruppe ist die Prüfung des Zahnstatus besonders wichtig?

Besonders wichtig ist sie bei onkologischen Patienten vor immunsupprimierender Chemotherapie oder Bestrahlung.

Kommentar

Der Orthopantomograph ist technisch recht anspruchsvoll und ausschließlich für diese Untersuchung geeignet. Die Technik zeigt das gesamte Gebiss in der Übersicht. Zunehmend wird sie durch spezielle CT-Aufnahmetechniken abgelöst, die den Zahnstatus mit noch höherer Präzision darstellen können und die besser verfügbar sind. Besonders für die Planung von Zahnimplantaten sind die Ermittlung der Knochenmächtigkeit im Kiefer sowie die Lage des Kanals des N. mandibularis zu den Zahnwurzeln oder der potenziellen Implantatstelle sehr wichtig.

Der Knoten in der Brust

Fall 48

Gestern Morgen hat diese Patientin in der Dusche einen Knoten in der Brust gefühlt. Sie ist seither aufgelöst. Sie lassen eine Mammographie und eine Ultraschalluntersuchung anfertigen.

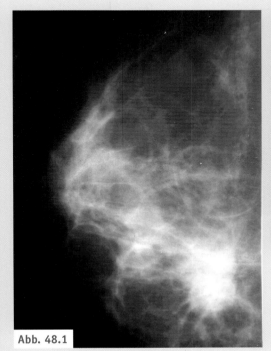

Abb. 48.1

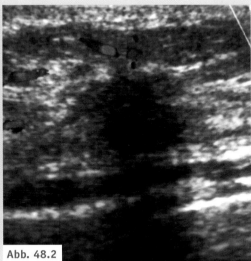

Abb. 48.2

48.1 Welche Aufnahmetechnik wird in der Mammographie benutzt? Warum?

48.2 Welche Befunde erheben Sie in Abbildung 48.1?

48.3 Welche Befunde erheben Sie in Abbildung 48.2?

48.4 Was ist Ihre Diagnose? Was sind die wichtigen Differenzialdiagnosen?

48.5 Was wissen Sie über die Mamma-Reihenuntersuchung/das Mamma-Screening?

Diagnose: Mammakarzinom

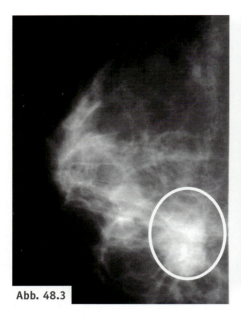

Abb. 48.3

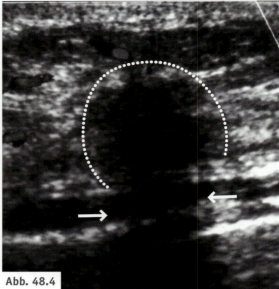

Abb. 48.4

48.1 Welche Aufnahmetechnik wird in der Mammographie benutzt? Warum?

- Aufnahmespannung von 25 – 32 kV für maximale Weichteilkontraste und Kalkdarstellung
- Fokusgröße von 300 µm (0,3 mm) für hohe Abbildungsschärfe.

48.2 Welche Befunde erheben Sie in Abbildung 48.1?

Unregelmäßig begrenzte, raffende Verdichtung (Abb. 48.3, Kreis).

48.3 Welche Befunde erheben Sie in Abbildung 48.2?

Deutlich echoarmer, inhomogener Herd mit unregelmäßiger Begrenzung (Abb. 48.4, gestrichelte Linie) sowie Schlagschatten dorsal (Abb. 48.4, Pfeile).

48.4 Was ist Ihre Diagnose? Was sind die wichtigen Differenzialdiagnosen?

- typisches Karzinom
- Zyste, Fibroadenom, Mastopathie-Knoten.

48.5 Was wissen Sie über die Mamma-Reihenuntersuchung/das Mamma-Screening?

- etabliert z. B. in den Niederlanden und Skandinavien, Kontrollen alle zwei Jahre
- laut Studienergebnissen Minderung der Brustkrebsmortalität um bis zu 40% möglich
- Qualitätssicherung in Organisation, Ausführung und Befundung von größter Bedeutung.

Flecken in der Lunge

Fall 49

Von der Feuerwehr wird dieser 35-jährige Patient in die Notaufnahme gebracht. Der Aufnahmearzt hat einen Thorax erbeten. Die Fragestellung auf dem Überweisungsschein lautet: „Infiltrate, Stauung, Pneu?". Sie sind der Radiologe vom Dienst und sehen diese Aufnahmen zuerst, ohne den Patienten untersucht zu haben.

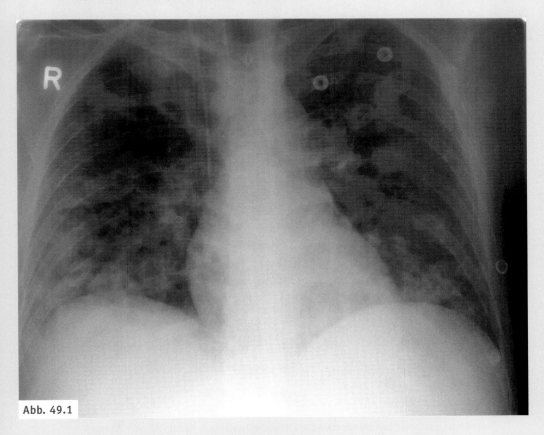

Abb. 49.1

49.1 Beschreiben Sie die Befunde in Abbildung 49.1!

49.2 Welche Diagnosen erwägen Sie?
Sie erfahren auf Rückfrage beim Aufnahmearzt, dass es sich um einen HIV-positiven, nicht sesshaften Drogenabhängigen handelt.

49.3 Welches ist die wahrscheinlichste Diagnose?

49.4 Welche Diagnose wäre bei einem stark immunsupprimierten Patienten, z. B. nach Knochenmarkstransplantation, wahrscheinlich?

Diagnose Septische Pulmonalembolien

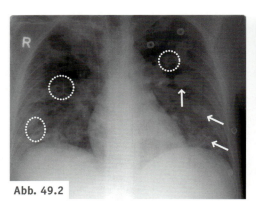

Abb. 49.2

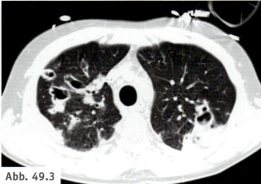

Abb. 49.3

49.1 Beschreiben Sie die Befunde in Abbildung 49.1!

- Aufnahme im Liegen, ZVK in guter Position, kein Pneu
- multiple Herde in beiden Lungen (Abb. 49.2, Pfeile)
- einige Herde mit zentraler Aufhellung (Abb. 49.2, gestrichelte Kreise)
- Nebenbefund: Piercing linke Thoraxwand.

49.2 Welche Diagnosen erwägen Sie?

Als Diagnose kommen alle Entitäten infrage, die zu multiplen zentral zerfallenden Herden der Lunge führen:
- septische Embolien, bakteriell oder mykotisch
- tuberkulöse Kavernen
- zentral nekrotische Metastasen
- Morbus Wegener
- nekrotisierende Rheumaherde.

49.3 Welches ist die wahrscheinlichste Diagnose?

Septische Embolie bei intravenösem Drogenabusus (i. v.-Drug-Abuser-Lunge).

49.4 Welche Diagnose wäre bei einem stark immunsupprimierten Patienten, z. B. nach Knochenmarktransplantation, wahrscheinlich?

Invasive Aspergillose.

Kommentar

Zerfallende Herde in der Lunge können viele Ursachen haben. Die Anamnese und die Symptomatik weist in den meisten Fällen den Weg. Wenn das Foramen ovale offen ist, können bei der septischen Pulmonalembolie auch Herde im Körperkreislauf auftreten.

Rückenschmerzen seit Langem

Fall 50

Die Patientin kann seit langer Zeit nicht mehr schmerzfrei liegen. Auch die Einkäufe verursachen ihr Schmerzen im Lendenbereich. An ein akutes Ereignis kann sie sich nicht erinnern. Nach Rücksprache mit Ihnen hat der Radiologe auch CT-Aufnahmen angefertigt.

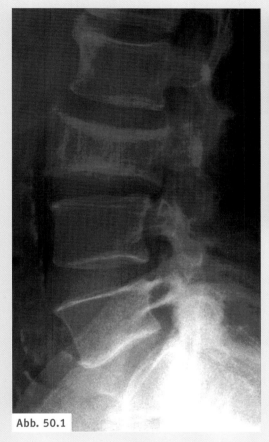

Abb. 50.1

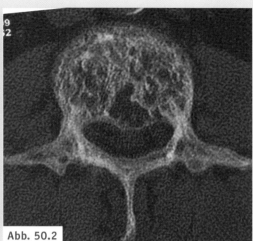

Abb. 50.2

50.1 Warum lassen Sie nicht gleich eine CT oder MRT durchführen?

50.2 Welche Befunde erheben Sie in Abbildung 50.1, welche in Abbildung 50.2?

50.3 Wie lautet Ihre Diagnose? Welche Differenzialdiagnosen müssen Sie bedenken?

50.4 Welche weitere Diagnostik ist erforderlich?

Diagnose: Morbus Paget des LWK3

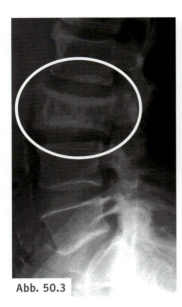
Abb. 50.3

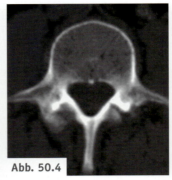
Abb. 50.4

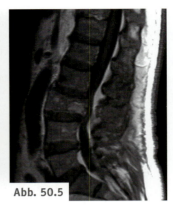
Abb. 50.5

50.1 Warum lassen Sie nicht gleich eine CT oder MRT durchführen?

Erkrankungen und Veränderungen wie die häufige Degeneration der Bandscheibenfächer, Intervertebralarthrosen, Bandverkalkungen, Stellungsanomalien, Sinterungsfrakturen bei Osteoporose und Osteolysen sind sämtlich im Röntgen gut zu sehen.

50.2 Welche Befunde erheben Sie in Abbildung 50.1, welche in Abbildung 50.2?

- Höhenminderung, Verbreiterung und Verdichtung LWK3 (Abb. 50.3, Kreis)
- Einengung des Spinalkanals (vergleiche mit LWK4 sowie Abb. 50.4, Normalbefund, Abb. 50.5, MRT).
- strähniges, „textiles" Muster des LWK3 (Abb. 50.1a und 50.2b; vergleiche mit LWK4 sowie Abb. 50.4, Normalbefund)
- keine Fraktur, keine umschriebenen Lysen, kein Weichteilanteil im CT-Bild.

50.3 Wie lautet Ihre Diagnose? Welche Differenzialdiagnosen müssen Sie bedenken?

- Diagnose: Morbus Paget
- Differenzialdiagnose: Knochenmetastasen.

50.4 Welche weitere Diagnostik ist erforderlich?

- Die Diagnose steht nach der **CT**.
- Die **MRT** zeigt die Verhältnisse im Spinalkanal besser.
- Die **Knochenszintigraphie** zeigt – wenn klinisch relevant – weitere Herde.

Plötzliche Bauchschmerzen

Fall 51

Eine Patientin wird in Ihrem Krankenhaus eingeliefert mit seit heute Morgen deutlich zunehmenden abdominellen Beschwerden. Die Ultraschalluntersuchung hat nichts Eindeutiges ergeben. Die Abdomenübersicht wird Ihnen vorgelegt.

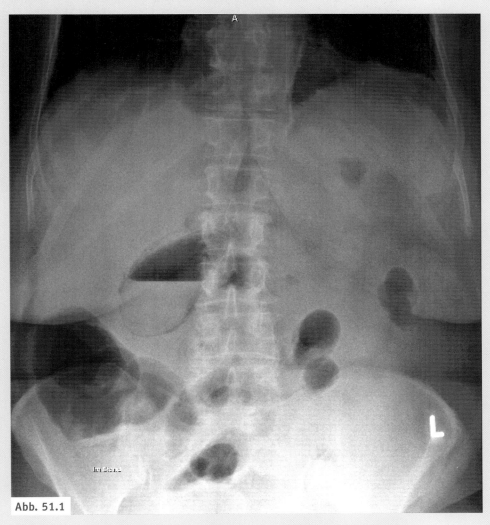

Abb. 51.1

51.1 Welche Befunde erheben Sie in Abbildung 51.1?

51.2 Welche Erkrankung liegt zugrunde? Welche Ursachen gibt es?

51.3 Was ist die nächste bildgebende Untersuchung und weshalb?

51.4 Welche Komplikationen können sich ergeben?

Diagnose: Emphysematöse Cholezystitis

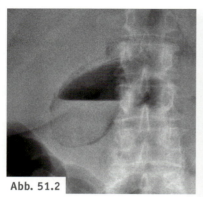

Abb. 51.2

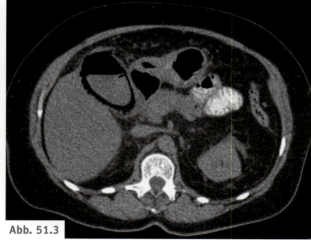

Abb. 51.3

51.1 Welche Befunde erheben Sie in Abbildung 51.1?

- Abdomenübersicht im Stehen
- keine freie Luft unter dem Zwerchfell
- normale Luftverteilung intestinal
- Spiegelbildung in der Gallenblase sowie Luft in der Gallenblasenwand (Abb. 51.2).

51.2 Welche Erkrankung liegt zugrunde? Welche Ursachen gibt es?

- Diagnose: **emphysematöse Cholezystitis**
- Ursachen:
  - anaerobe Erreger wie Clostridien, aber auch Escherichia coli
  - Alter und Diabetes.

51.3 Was ist die nächste bildgebende Untersuchung und weshalb?

Eine CT des Abdomens ist der nächste Schritt, um das Ausmaß zu erkennen (Abb. 51.3).

51.4 Welche Komplikationen können sich ergeben?

- Cholangitis
- Perforation
- Abszessbildung
- Peritonitis
- Fistelbildungen.

Atemnot bei Belastung

Fall 52

Der Patient unternimmt gerne lange Wanderungen in den Alpen. Dabei hat er in diesem Jahr Atemnot bekommen. Nun stellt er sich bei Ihnen vor. Sie lassen eine Röntgenthoraxaufnahme anfertigen.

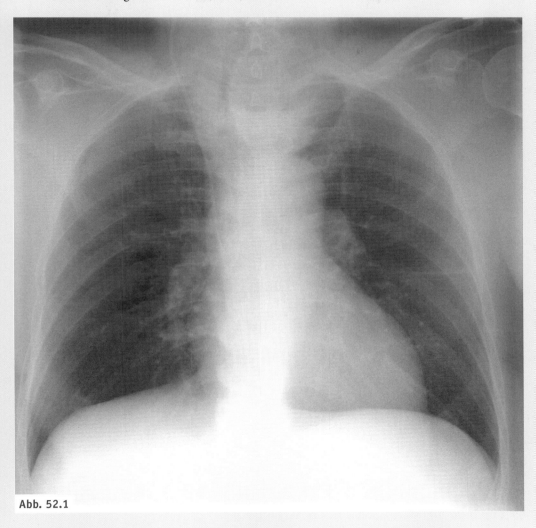

Abb. 52.1

52.1 Welche Befunde können Sie erheben?

52.2 Welche Differenzialdiagnosen müssen Sie bedenken?

52.3 Was ist Ihre Diagnose?

52.4 Welche Untersuchungen helfen Ihnen weiter?

Diagnose: Struma mit Säbelscheidentrachea

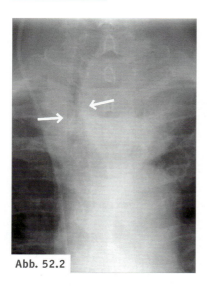

Abb. 52.2

52.1 Welche Befunde können Sie erheben?

- von rechts jugulär eingeführter ZVK in korrekter Position, kein Pneu
- Verbreiterung des oberen Mediastinums
- Einengung und Verlagerung der Trachea (Abb. 52.2, Pfeile).

52.2 Welche Differenzialdiagnosen müssen Sie bedenken?

Es kommen Raumforderungen des vorderen Mediastinums in Betracht:
- Lymphom
- Thymom
- Teratom
- Aortenaneurysma
- Struma nodosa.

52.3 Was ist Ihre Diagnose?

Struma nodosa mit Trachealeinengung.

52.4 Welche Untersuchungen helfen Ihnen weiter?

Weiterführende Untersuchungen sind CT oder Schilddrüsenszintiggraphie zur Bestimmung der Ausdehnung der Struma.

Kommentar

In Strumen mit normalem Schilddrüsenmetabolismus ist die **Kompression benachbarter Strukturen** wie der Trachea und des Oesophagus das dominante Problem. **Heiserkeit** aufgrund einer Läsion des N. laryngeus recurrens deutet auf eine maligne Komponente hin. In Gegenden mit Jodunterversorgung kann ein **Hypothyreoidismus** bestehen.

Der Finger schwillt und schmerzt

Fall 53

Die junge Frau stellt sich in Ihrer chirurgischen Sprechstunde vor. Ihr vierter Finger schwillt immer wieder an, schmerzt und ist überwärmt. Das Ganze geht jetzt seit einem dreiviertel Jahr. Schmerzmittel helfen nur vorübergehend.

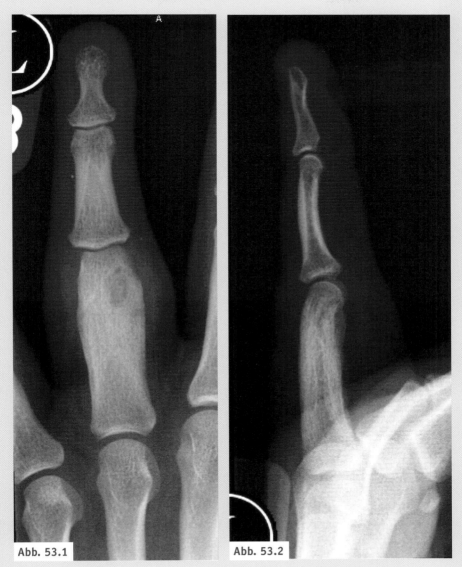

Abb. 53.1 Abb. 53.2

53.1 Beschreiben Sie die Befunde in den Abbildungen 53.1 und 53.2!

53.2 Welche Differenzialdiagnosen müssen Sie bedenken?

53.3 Welche Untersuchung fordern Sie zur Sicherung der Diagnose an?

Diagnose: Osteomyelitis mit Brody-Abszess

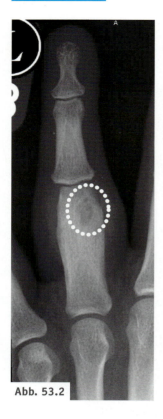

Abb. 53.2

53.1 Beschreiben Sie die Befunde in den Abbildungen 53.1 und 53.2!

- Auftreibung, Verdichtung und Weichteilschwellung der proximalen Phalanx des vierten Fingers (vergleiche mittlere Phalanx)
- Osteolyse distal in Gelenknähe (Abb. 53.3, gestrichelte Markierung).

53.2 Welche Differenzialdiagnosen müssen Sie bedenken?

- Enchondrom: häufig am Finger, ist jedoch eher zystisch
- fibröse Dysplasie: macht auch Auftreibung, jedoch keine Entzündung
- Ewing- und Osteosarkom
- Diagnose: **chronische Osteomyelitis mit Knochenabszess nach Brody** (Abb. 53.3, Markierung).

53.3 Welche Untersuchung fordern Sie zur Sicherung der Diagnose an?

Dafür ist eine histologische Untersuchung erforderlich.

Gelenkschmerzen

Fall 54

Eine ältere Dame kommt zu Ihnen in die allgemeinmedizinische Sprechstunde. Wegen großer Probleme mit ihren Händen hat sie ihre Handarbeitsgruppe aufgegeben. Bilder hat sie mitgebracht und legt sie Ihnen vor.

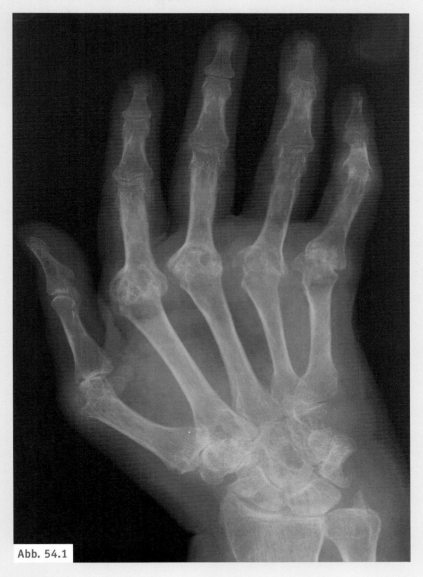

Abb. 54.1

54.1 Schildern Sie die Befunde in Abbildung 54.1!

54.2 Was ist Ihre Diagnose?

54.3 Welche Differenzialdiagnosen müssen Sie erwägen?

Diagnose Rheumatoide Arthritis

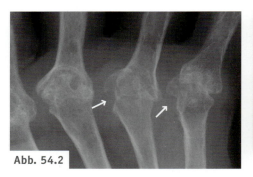
Abb. 54.2

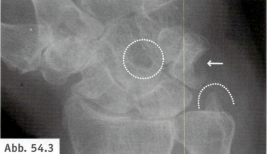
Abb. 54.3

54.1 Schildern Sie die Befunde in Abbildung 54.1!

- Subluxation der Metakarpophalangealgelenke, Ulnardeviation der Finger
- Mutilation/Zerstörung der Gelenke
- Usuren in der Peripherie der Gelenke (Abb. 54.2 u. 54.3, Pfeile)
- Usuren am Processus styloideus ulnae sowie im Os hamatum (Abb. 54.3, gestrichelte Markierung)
- gelenknahe Dichteminderung.

54.2 Was ist Ihre Diagnose?

Typischer Befall der Hand bei einer rheumatoiden Arthritis.

54.3 Welche Differenzialdiagnosen müssen Sie erwägen?

- degenerative Heberden- und Bouchardarthrose, die mit osteophytären Anbauten einhergeht
- Gichtarthropathie, die sich vor allem am Großzehengrundgelenk manifestiert.

Kommentar

Die rheumatoide Arthritis beginnt typischerweise mit Usuren am Processus styloideus ulnae und greift dann auf den Karpus über. In den befallenen Gelenken kommt es zum Verlust des Knorpels. Aufgrund von Veränderungen des Kapselbandapparates subluxieren die Gelenke später. Schließlich können sie ankylosieren. Frühmanifestationen der periartikulären Weichteile sind auch mittels MRT zu detektieren.

Notfall aus dem Pflegeheim

Fall 55

Der Rettungswagen des Roten Kreuzes bringt eine 95-jährige Frau in die Aufnahme. Sie ist dement, hat seit geraumer Zeit nicht mehr abgeführt und wimmert jetzt bei jeder Berührung des Bauches. Das Abdomen ist prall. Der Ultraschall zeigt eigentlich nur starke Luftüberlagerungen, keine freie Flüssigkeit. Eine weitergehende Anamnese ist nicht zu erheben. Sie lassen eine Thoraxaufnahme und eine Abdomenübersicht anfertigen.

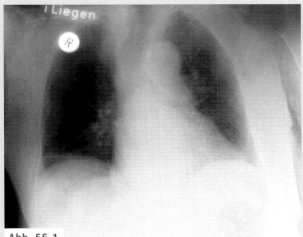
Abb. 55.1

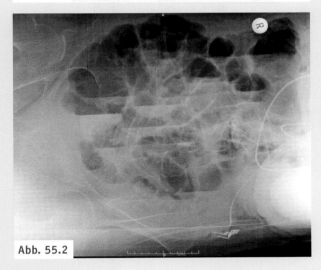
Abb. 55.2

55.1 Beschreiben Sie die Befunde in den Abbildungen 55.1 und 55.2!

55.2 Welches ist die wahrscheinlichste Diagnose?

55.3 Welche Untersuchung fordern Sie zur Sicherung der Diagnose an und wonach suchen Sie?

Diagnose Paralytischer Ileus, ischämisch bedingt

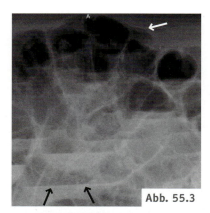

Abb. 55.3

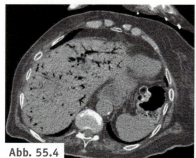

Abb. 55.4

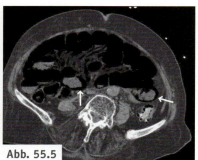

Abb. 55.5

55.1 Beschreiben Sie die Befunde in den Abbildungen 55.1 und 55.2!

- im Thorax kein wesentlicher Befund, keine Stauung, keine Infiltrate
- abdominal multiple stehende luftgefüllte Schlingen, jeweils mit Spiegeln auf etwa gleichem Niveau, somit keine oder nur wenig Peristaltik (Abb. 55.3, schwarze Pfeile)
- Luft in der Darmwand etwa im Dickdarm als Hinweis auf Autolyse bei Ischämie (Abb. 55.3, weißer Pfeil).

55.2 Welches ist die wahrscheinlichste Diagnose?

Paralytischer Ileus auf der Basis einer Darmischämie.

55.3 Welche Untersuchung fordern Sie zur Sicherung der Diagnose an und wonach suchen Sie?

Die nächste Untersuchung ist eine CT des Abdomens nativ und mit Kontrastmittel zum Nachweis:
- von Luft in den Darmwänden (Abb. 55.5, weiße Pfeile) als Beweis der Autolyse
- einer mesenterialarteriellen Perfusion
- einer portalvenösen Perfusion: Luft in den Mesenterialvenen (Abb. 55.5) und den Portalgefäßen der Leber (Abb. 55.4) als Folge der Autolyse des Darmes.

Kommentar

Luft in den Portalgefäßen gilt als **Signum mali ominis** – alle Hilfe kommt zu spät.

Drückende Kopfschmerzen

Fall 56

Seit gestern Morgen klagt diese Patientin über schwere Kopfschmerzen und Unwohlsein. Die Schmerzen überträfen das Normale doch deutlich. Schmerzmittel nimmt sie seit einem halben Jahr.

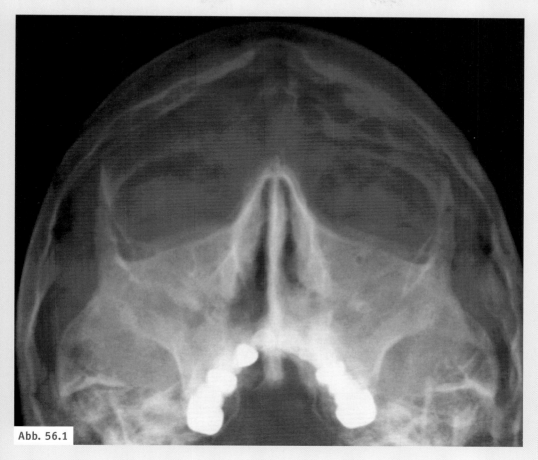

Abb. 56.1

56.1 Welche Sinus sieht man in dieser Projektion?

56.2 Welche Befunde erheben Sie?

56.3 Welche Komplikationen können sich ergeben?

56.4 Was ist die nächste bildgebende Untersuchung?

Diagnose Pansinusitis

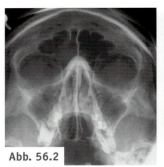
Abb. 56.2

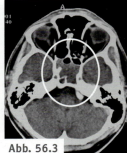
Abb. 56.3

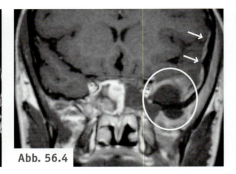
Abb. 56.4

56.1 Welche Sinus sieht man in dieser Projektion?

Die Nasennebenhöhlenaufnahme bildet die Sinus maxillares, ethmoidales, frontales und sphenoidales ab. Letzterer wird teilweise durch das Cavum nasi überlagert (Abb. 56.2, Normalbefund). Der Sinus sphenoidale ist im CT-Bild besser zu erfassen (Abb. 56.3, Kreis).

56.2 Welche Befunde erheben Sie?

Komplettverschattung sämtlicher einsehbarer Sinus – **Pansinusitis.**

56.3 Welche Komplikationen können sich ergeben?

Wesentliche Komplikation ist der Durchbruch nach intrakranial mit:
- Abszessbildung (Abb. 56.4, Kreis)
- Meningitis (56.4, Pfeile), Enzephalitis.

56.4 Was ist die nächste bildgebende Untersuchung?

- CT zur Darstellung der ossären Verhältnisse (Abb. 56.3)
- MRT mit Kontrastmittel bei Verdacht auf intrakraniellen Durchbruch (Abb. 56.4).

Kommentar

Eine umfassende konventionelle Diagnostik der Sinus besteht aus einer okzipitomentalen und einer okzipitofrontalen Aufnahme. Bei der ersten liegt der Kopf bei geöffnetem Mund mit Unter- und Oberkiefer dem Aufnahmestativ an. In der Aufnahme projizieren sich dann die Sinus maxillares oberhalb der Felsenbeine und sind damit gut beurteilbar. Der Sinus sphenoidale der Schädelbasis ist dann teilweise unter dem Cavum nasi zu erkennen. Der Sinus frontalis und die Ausrichtung des Nasenseptums ist gut sichtbar. Bei der okzipitofrontalen Aufnahme schaut man am besten in den Sinus ethmoidale hinein. Der Sinus maxillaris ist teilweise vom Felsenbein überlagert. Die okzipitomentale Aufnahme wird am häufigsten angefertigt. Wird eine Operation erwogen – etwa eine Infundibulotomie zur Erweiterung des Auslasses des Sinus maxillaris –, ist heutzutage für die genaue Planung eine Nasennebenhöhlen-CT indiziert. Geht es um komplexe entzündliche oder maligne Prozesse, ist die MRT die Bildgebung der Wahl.

Immer schlapper und dünner

Fall 57

Der 40-jährige Patient fühlt sich seit einigen Monaten unwohl, er klagt über einen schweren Leistungsknick. Bis letztes Jahr ist er regelmäßig Marathon gelaufen.

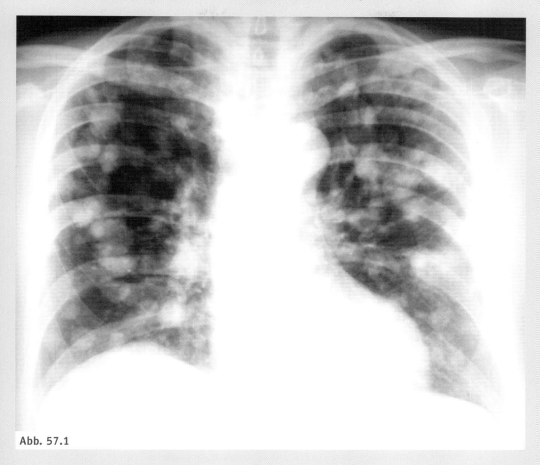

Abb. 57.1

57.1 Welche Befunde können Sie erheben?

57.2 Welche Primärerkrankungen müssen Sie erwägen?

57.3 Was ist Ihre Diagnose?

57.4 Welche Untersuchungen veranlassen Sie sofort?

Diagnose   Generalisierte Lungenmetastasierung

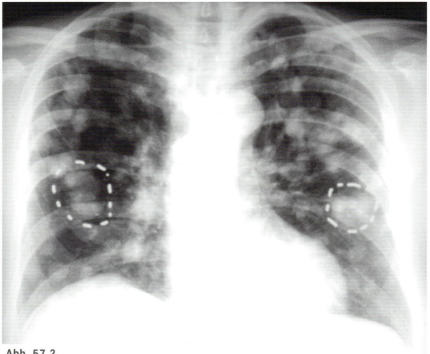

Abb. 57.2

57.1 Welche Befunde können Sie erheben?

Multiple, bis 3 cm große Herde in beiden Lungen (Abb. 57.2, gestrichelte Markierungen).

57.2 Welche Primärerkrankungen müssen Sie erwägen?

- bei Entzündungszeichen und entsprechender Anamnese: septische Embolien
- bei stark immunsupprimiertem Patienten: invasive Aspergillose
- beim jungen Mann: Hodenkarzinom
- bei einer Frau: Mammakarzinom
- bei allen Patienten: Melanom-, Nieren-, Schilddrüsen- und Sarkommetastasen.

57.3 Was ist Ihre Diagnose?

Bis zum Beweis des Gegenteils geht man von **Lungenmetastasen** aus, die in dieser Altersgruppe am ehesten durch ein Hodenkarzinom bedingt sind.

57.4 Welche Untersuchungen veranlassen Sie sofort?

Eine Ultraschalluntersuchung der Hoden.

> **Tipps und Tricks**
> Ossifizierte Metastasen kommen beim Osteosarkom vor. Schilddrüsenmetasasen sind eher klein und treten in Massen auf.

Prellung beim Sturz

Fall 58

Mitsamt einer Umzugskiste ist die Patientin die Treppe heruntergefallen. Sie hat eine Schramme und klagt über Schmerzen links am Stamm. Sie lassen eine Röntgenaufnahme des Thorax anfertigen. Vorher lassen Sie sich den maximalen Schmerzpunkt zeigen und markieren ihn.

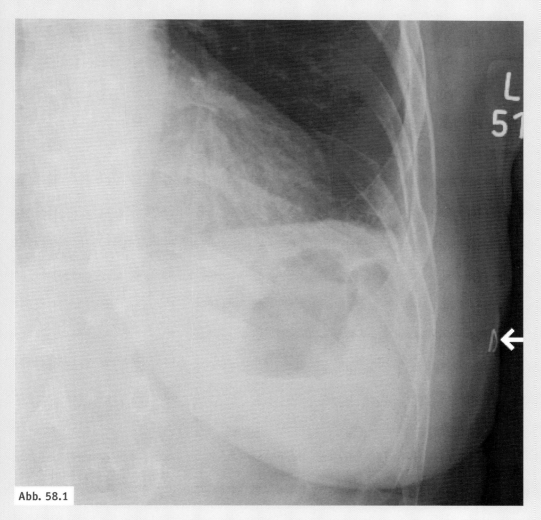

Abb. 58.1

58.1 Welchen Befund erheben Sie in Abbildung 58.1?

58.2 Welche Untersuchungen müssen sich unbedingt anschließen?

58.3 Welche Befunde müssen Sie ausschließen?

Diagnose Rippenfraktur sowie Milzruptur

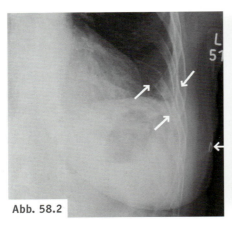
Abb. 58.2

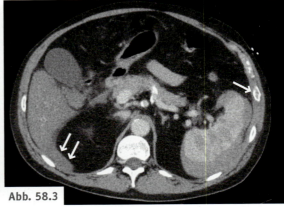
Abb. 58.3

58.1 Welchen Befund erheben Sie in Abbildung 58.1?

Stückfraktur der neunten (Abb. 58.2, Pfeile) und Einfachfraktur der achten Rippe (Abb. 58.3, Einzelpfeil).

58.2 Welche Untersuchungen müssen sich unbedingt anschließen?

- Thoraxröntgen
- Ultraschall des Abdomens
- CT des Abdomens.

58.3 Welche Befunde müssen Sie ausschließen?

- Pneu (Thorax)
- Lungenkontusion (Thorax)
- freie Flüssigkeit/Blut im Abdomen (US/CT) (Abb. 58.3, Doppelpfeile)
- Milzruptur, offen oder gedeckt (CT; Abb. 58.3, inhomogene Milz mit Flüssigkeitssaum).

Kommentar

Bei allen Frakturen der unteren Thoraxapertur müssen Weichteilverletzungen im Abdomen ausgeschlossen werden. Mit ausreichender Sicherheit erfolgt dies mittels Kontrastmittel-CT. Ein Ultraschall reicht für den Ausschluss einer gedeckten Milzruptur nicht aus. Steht eine CT nicht zur Verfügung, sollten Kontrollultraschalluntersuchungen eingeplant werden. Für den Ausschluss eines Pneus reicht eine Thoraxaufnahme im Stehen in der Regel aus. Man muss sich klarmachen, welche Energien bei der Fraktur einer bis zum Bersten gebogenen Rippe freiwerden und welche Organe sich im Augenblick der Fraktur in der Nachbarschaft befinden. Die Milz ist das weichste Organ im Abdomen und gleichzeitig extrem gut mit Blut versorgt. Auch nach Reanimationen werden Rippenfrakturen und Organverletzungen beobachtet.

Eine lange Geschichte

Fall 59

Schon beim Hereinkommen bemerken Sie bei der Patientin die deformierten Hände. Sie beklagt eine Schwäche der Arme, Schmerzen im Nacken, gelegentliche Taubheit der Hände. Sie lassen eine Aufnahme des okzipitodentalen Überganges anfertigen.

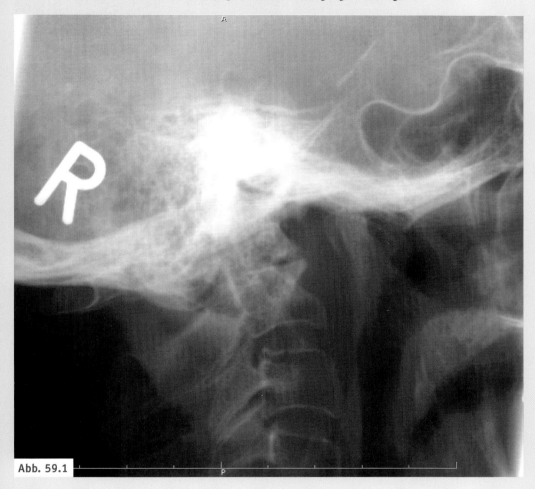
Abb. 59.1

59.1 Welchen Befund erheben Sie in Abbildung 59.1?

59.2 Welche Hilfslinie können Sie nutzen?

59.3 Welche Erkrankung liegt zugrunde?

59.4 Welche Komplikationen sind zu erwarten?

59.5 Welche Bildgebung dokumentiert den Befund am umfassendsten?

Diagnose Basiläre Impression bei RA

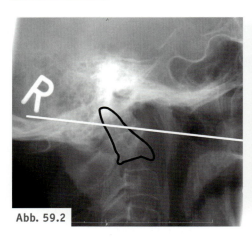
Abb. 59.2

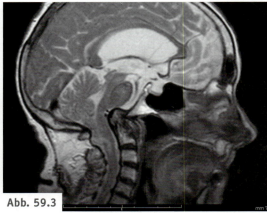
Abb. 59.3

59.1 Welchen Befund erheben Sie in Abbildung 59.1?

- Der Dens steht mit seiner Spitze im Foramen magnum und damit zu hoch (Abb. 59.2).
- Der Atlas ist in Relation zum Dens abgesackt.
- Die Knochendichte ist vermindert.

59.2 Welche Hilfslinie können Sie nutzen?

Hilfslinie nach Chamberlain, erstreckt sich vom Okziput nach ventral zum Palatum durum (Abb. 59.2, weiße Markierung).

59.3 Welche Erkrankung liegt zugrunde?

Rheumatoide Arthritis.

59.4 Welche Komplikationen sind zu erwarten?

Kompression der Medulla oblongata und des Zervikalmarkes.

59.5 Welche Bildgebung dokumentiert den Befund am umfassendsten?

Die MRT (Abb. 59.3).

Kommentar

Die Halswirbelsäule ist bei bis zu 50% aller Patienten mit rheumatoider Arthritis befallen. Der Dens wird durch die entzündlichen Prozesse destruiert. Das Ligamentum transversum, das den Dens im Atlas führt, wird schlaffer, sodass es zu Subluxationen kommt.

Gelegentlich Blut im Taschentuch

Fall 60

Der Patient wird von seinem Hausarzt zur weiteren Abklärung eines akuten Bluthustens in die Ambulanz geschickt. Sie lassen zunächst einmal eine Thoraxaufnahme anfertigen.

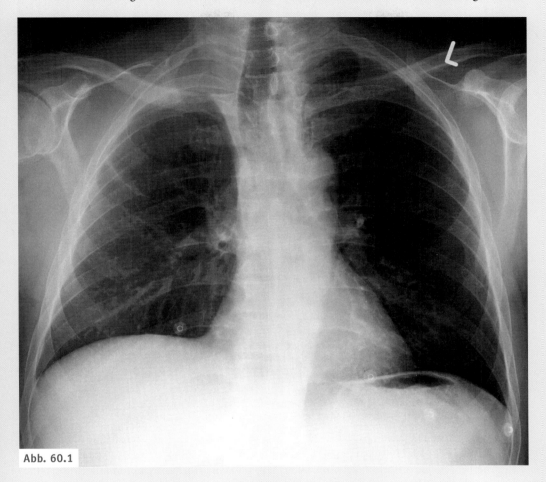

Abb. 60.1

60.1 Beschreiben Sie die Befunde in Abbildung 60.1!
Beim nochmaligen Gespräch mit dem Patienten fällt Ihnen ein hängendes Augenlid rechts auf. Ja, das sei neu, meint der Patient.

60.2 Welches ist die wahrscheinlichste Diagnose?

60.3 Wie sichern Sie die Diagnose?

Diagnose: Pancoasttumor rechts

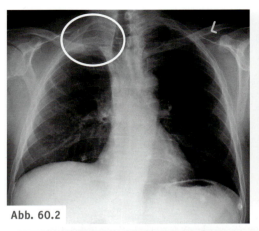

Abb. 60.2

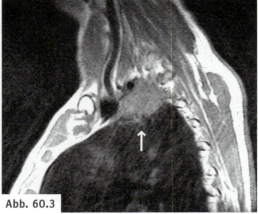

Abb. 60.3

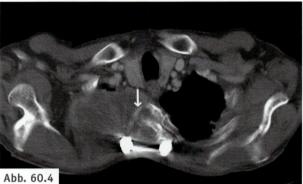

Abb. 60.4

60.1 Beschreiben Sie die Befunde in Abbildung 60.1!

- singuläre Raumforderung im rechten Lungenapex (Abb. 60.2, Kreis)
- keine evidenten Rippendestruktionen
- Azygoswinkel (Abb. 1.2, weißer Pfeil) nicht verplumpt, Hili regelrecht.

60.2 Welches ist die wahrscheinlichste Diagnose?

Die wahrscheinlichste Diagnose ist ein Tumor der Lungenspitze (**Pancoasttumor**) (Abb. 60.3, Pfeil, MRT der Lungenspitze in sagittaler Richtung), der bereits nach kranial die Gefäßnervenscheide infiltriert hat (Abb. 60.3, Pfeil) und eine **Horner-Symptomatik** (Miosis, Ptosis, Enophthalmus) verursacht hat.

60.3 Wie sichern Sie die Diagnose?

CT-gesteuerte Stanzenentnahme zur histologischen Untersuchung.

Kommentar

Pancoasttumoren gehen von der Lungenspitze aus und durchbrechen den Pleuraraum. Die Infiltration des Plexus cervicobrachialis führt zum Horner-Syndrom. Der Einbruch in den Spinalkanal (Abb. 60.4, Pfeil im späteren CT-Bild) führt letztendlich zum Querschnitt. Der Einwuchs in das obere Mediastinum kann eine Recurrensparese verursachen. Die Unterscheidung von den häufigen sogenannten „apikalen Schwielen" erfolgt konventionell, indem mit Voraufnahmen verglichen wird. Eine Destruktion der Rippen spricht natürlich für das maligne Geschehen. Die CT bringt in allen Zweifelsfällen Gewissheit und zeigt die Ausdehnung des Tumors an. Gleichzeitig ist sie die Basis für eine bildgeleitete Stanzenentnahme.

Akuter Kopfschmerz

Fall 61

Die Patientin wird früh am Samstagmorgen in die Notaufnahme gebracht. Nach Angaben des Lebenspartners wurde sie aus glänzender Gesundheit heraus plötzlich bewusstlos. Sie veranlassen eine CT des Kopfes. Vier Tage später wird Ihnen ein Kontroll-CT-Bild gezeigt.

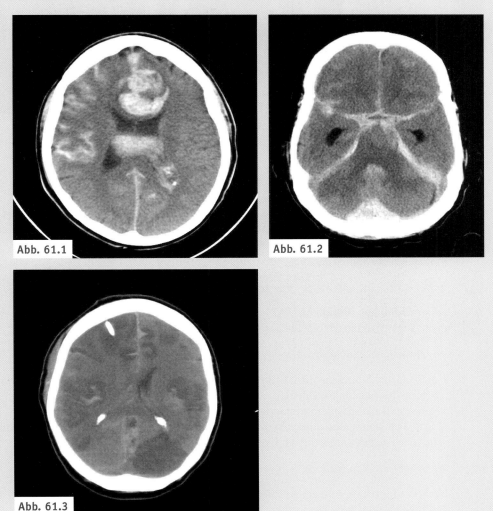

Abb. 61.1

Abb. 61.2

Abb. 61.3

61.1 Welche Befunde erheben Sie in den Abbildungen 61.1 und 61.2?

61.2 Welche Erkrankung liegt zugrunde?

61.3 Welche Komplikationen können sich ergeben?

61.4 Welche Komplikationen zeigt das Kontroll-CT-Bild in Abbildung 61.3?

Diagnose | Komplizierte subarachnoidale Blutung

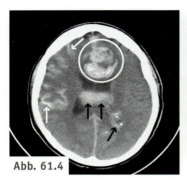
Abb. 61.4

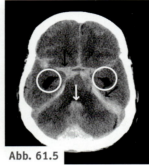
Abb. 61.5

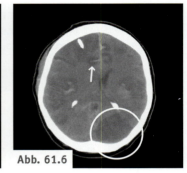
Abb. 61.6

61.1 Welche Befunde erheben Sie in den Abbildungen 61.1 und 61.2?
- dichtes Material in den Sulci/der Fissura Sylvi, den basalen Zysternen (Abb. 61.4, weiße Pfeile; Abb. 61.5, schwarze Pfeile) entsprechend einer subarachnoidalen Blutung
- blutdichtes Material frontal intrazerebral (Abb. 61.4, Kreis): Einblutung ins Hirn
- blutdichtes Material in den Seitenventrikeln (Abb. 61.4, schwarze Pfeile) und im vierten Ventrikel (Abb. 61.5, weißer Pfeil) entsprechend einer Einblutung in das Ventrikelsystem
- Aufhebung der Rinden-Mark-Differenzierung (gut zu sehen frontal in Abb. 61.5)
- aufgeweitete Ventrikel (Abb. 61.5, weiße Kreise) entsprechend einem Hydrozephalus.

61.2 Welche Erkrankung liegt zugrunde?
Subarachnoidale Blutungen (SAB) dieser Ausprägung beruhen auf der Ruptur eines Aneurysmas der Arterien der Schädelbasis.

61.3 Welche Komplikationen können sich ergeben?
- akut: Spritzblutung ins Hirn, Ventrikeleinblutung, obstruktiver Hydrozephalus wegen Verlegung des Aquädukts, Ödem
- subakut: Gefäßspastik mit Infarzierungen
- spät: Verklebung des subarachnoidalen Raumes bzw. der Pacchioni'schen Granulationen mit der Folge des aresorptiven Hydrozephalus.

61.4 Welche Komplikation zeigt das Kontroll-CT-Bild in Abbildung 61.3?
Infarzierungen aufgrund einer Gefäßspastik: im Rindenbereich (Abb. 61.6, weißer Pfeil), in der linken zerebellären Hemisphäre (Abb. 61.6, weißer Kreis).

Kommentar
Zur Ruptur der meist kongenital angelegten Aneurysmata kommt es durch Blutdruckerhöhungen, wie z. B. koital, bei forcierter Defäkation oder anderen Kraftanstrengungen. Nach der Diagnose SAB muss sofort die Kopf-Angiographie erfolgen, um das Aneurysma zu lokalisieren. Je nach Lage und Größe wird neurochirurgisch der Hals des Aneurysmas geklippt oder interventionell-radiologisch das Aneurysma mit Spiralen aufgefüllt. Bei Verzögerungen drohen die Rezidivblutung und die Gefäßspastik, die weitere Interventionen unmöglich macht. Häufig kommt es zum obstruktiven Hydrozephalus, da Blut ins Ventrikelsystem gelangt. Dafür muss oft eine Drainage eingelegt werden (Abb. 61.6, frontal) – unabhängig von der weiteren Therapie des Aneurysmas.

Extreme Bauchschmerzen

Fall 62

Die junge Patientin wurde mit stärksten abdominellen Schmerzen aus der Vorlesung direkt in Ihre Notaufnahme gebracht. Sie lässt sich kaum untersuchen. Im Ultraschall kann wegen Luftüberlagerungen keine sichere Aussage gemacht werden. Sie fordern außer einem Thoraxbild eine Abdomenübersicht an.

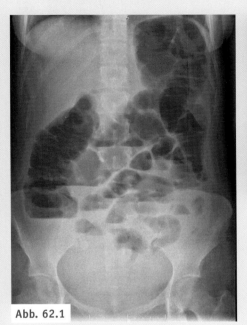

Abb. 62.1

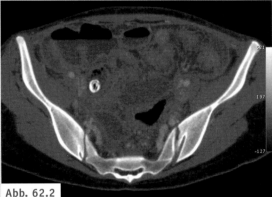

Abb. 62.2

62.1 Welche Befunde können Sie in Abbildung 62.1 erheben?

62.2 Welche Differenzialdiagnosen müssen Sie bedenken?

62.3 Sie veranlassen eine CT (Abb. 62.2). Was ist Ihre Diagnose?

62.4 Was ist die nächste Maßnahme?

Diagnose: Ileus bei perforierter Appendizitis

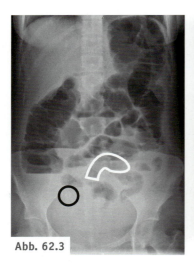

Abb. 62.3

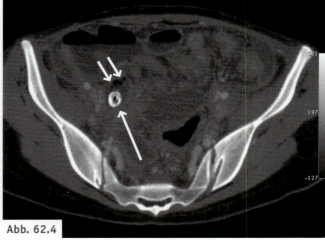

Abb. 62.4

62.1 Welche Befunde können Sie in Abbildung 62.1 erheben?

- Luft im Kolon (normal), keine freie Luft
- aufgestellte, luftgefüllte Dünndarmschlingen (**Wächterschlingen** oder „sentinel loop") mit unterschiedlichen Spiegelniveaus (Abb. 62.3, weiße Markierung) als Hinweis auf dynamischen Ileus
- luftfreies Feld im rechten Unterbauch sowie kalkdichter Herd (Abb. 62.3, schwarzer Kreis).

62.2 Welche Differenzialdiagnosen müssen Sie bedenken?

Alle Ursachen für einen **dynamischen Ileus**:
- extrinsisch: Briden (postoperativ), interne und externe Hernien
- wandständig: Divertikulitis, Appendizitis, Karzinom, Enteritis
- intraluminär: Gallensteinileus, Invagination.

62.3 Sie veranlassen eine CT (Abb. 62.2). Was ist Ihre Diagnose?

- Appendiko- bzw. Koprolith im Unterbauch (Abb. 62.4, weißer Pfeil)
- Luft im umgebenden Verhalt (Abb. 62.4, weiße Doppelpfeile)
- **perforierte Appendizitis** mit Abszessbildung um Koprolith im rechten Unterbauch.

62.4 Was ist die nächste Maßnahme?

- präoperativer Thorax
- operative Sanierung.

Anamnese unbekannt

Fall 63

Sie sind Radiologe im Wochenenddienst und sollen das Röntgenbild einer 67-jährigen Patientin der internistischen Station befunden, das gerade eben angefertigt worden ist. Der Internist vom Dienst hat – wohl aus Zeitnot – auf der Befundanforderung keine Angaben zu Symptomatik und Anamnese gemacht.

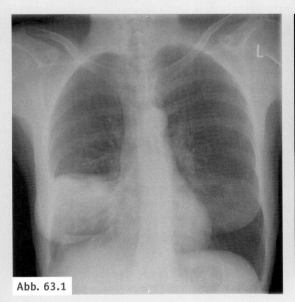

Abb. 63.1

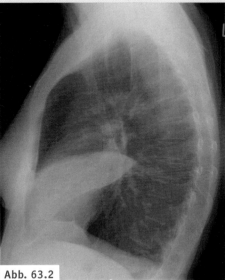

Abb. 63.2

63.1 Weshalb sind beide Lungenunterfelder in Abbildung 63.1 teilweise dichter als die Oberfelder? Bei was für einer Vorerkrankung kann diese Verdichtung einseitig sein?

63.2 Wo liegt die pathologische Veränderung?
Auf telefonische Nachfrage beim Kollegen erhalten Sie die Information, dass die Patientin Fieber und Auswurf hat. Die MTA legt Ihnen nun auch die Seitaufnahme (Abb. 63.2) vor, die Sie zusätzlich angeordnet haben.

63.3 Welche Diagnose stellen Sie mit diesen Informationen?

63.4 Was ist der nächste Schritt?

63.5 Ist eine Kontrolluntersuchung nach Therapie notwendig und wenn ja, warum?

Diagnose Mittellappenpneumonie

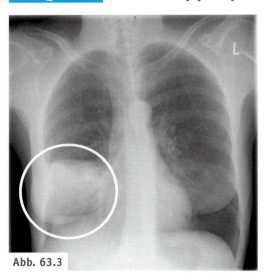

Abb. 63.3

63.1 Weshalb sind beide Lungenunterfelder in Abbildung 63.1 teilweise dichter als die Oberfelder? Bei was für einer Vorerkrankung kann diese Verdichtung einseitig sein?

- homogene Verdichtung beider Unterfelder durch den Schatten der Brustdrüse
- auch bei Gynäkomastie des Mannes
- auch bei Pectoralishypertrophie des Bodybuilders
- asymmetrische Dichte nach Ablatio mammae wegen Mammakarzinom zugunsten der gesunden Seite
- dann mögliche Rotation des Thorax, weil die Patientin sich gegen das Aufnahmestativ lehnt.

63.2 Wo liegt die pathologische Veränderung?

Die pathologische Veränderung liegt im Mittellappen:
- Verlust der rechten Herzsilhouette (Silhouettenzeichen; Abb. 63.3, großer Kreis basal) bei erhaltener Zwerchfellkontur
- scharfe Begrenzung nach kranial durch die Fissura minor (auch horizontalis genannt) zwischen Ober- und Mittellappen
- in der Seitaufnahme Verschattung des gesamten Mittellappens mit der oberen Begrenzung Fissura minor/horizontalis und der dorsokaudalen Begrenzung Fissura major/obliqua
- Pleurarecessus rechts aufgefüllt durch Begleiterguss.

63.3 Welche Diagnose stellen Sie mit diesen Informationen?

- bei Volumenzunahme oder ohne Volumenänderung (wie hier) – eher Pneumonie oder Tumor
- wahrscheinlichste Diagnose bei Fieber und Auswurf: **Pneumonie.**

63.4 Was ist der nächste Schritt?

- Hilus und Lymphknotenstationen (Azygoswinkel, Carina, aortopulmonales Fenster) auf Veränderungen prüfen

- bei passender Symptomatik antibiotische Therapie starten
- bei Tumorverdacht Thorax-CT veranlassen – je nachdem, wer die Bronchoskopie durchführt, vor oder nach der Bronchoskopie.

63.5 Ist eine Kontrolluntersuchung nach Therapie notwendig und wenn ja, warum?

Mithilfe der Bildgebung muss die komplette Rückbildung des Infiltrates nach drei bis vier Wochen bewiesen werden, um ein obstruierendes Bronchialkarzinom als Ursache auszuschließen.

Kommentar

Lokalisierung der pathologischen Veränderung

Der erste Schritt in der Analyse einer pathologischen Veränderung ist die genaue Lokalisierung. Pulmonale Läsionen sind von pleuralen, mediastinalen und solchen in der Thoraxwand abzugrenzen. Pleurale Herde schmiegen sich der Pleurabegrenzung an und grenzen sich zur Lunge scharf ab. Radiologisch gut abgrenzbare Herde der Thoraxwand müssen Erhebungen auf der Haut sein, wie etwa prominente Mamillen. Im vorliegenden Fall hilft das Silhouettenzeichen: Die Herzsilhouette auf der rechten Seite ist nicht mehr zu erkennen. Der Mittellappen liegt dort dem Herzen an und die Herzkontur ist normalerweise nur deshalb so gut zu erkennen, weil Weichteil (Herz) und Luft (Lunge) aufeinanderstoßen. Im vorliegenden Fall fehlt also die Luft im Mittellappen. Eine entsprechende Veränderung des Unterlappens würde zu einem Verlust der Zwerchfellkontur (Silhouettenzeichen) führen, weil dieser Lappen dem Zwerchfell aufliegt. Bei der Lokalisierung hilft auch die Begrenzung der Läsion durch eindeutige pulmonale Strukturen, wie etwa den Fissuren. In diesem Fall begrenzt die Fissura minor die Veränderung nach kranial. Die Seitaufnahme kann die Lokalisation bestätigen (wenn sie möglich und vorhanden ist), doch sie reicht nicht immer aus.

Klassifizierung der Pathologie

Bei **Volumenverlust** liegt eine Atelektase vor. Bei **Volumenzunahme** ist eher von einem Tumor auszugehen. **Unscharfe Begrenzungen** deuten eher auf ein Infiltrat hin. **Scharfe rundliche Begrenzungen** findet man häufig bei Metastasen. Bei **homogener Binnenstruktur** der Läsion ist der Lungenabschnitt luftleer, was eher auf eine Obstruktionsatelektase hindeutet. Bei **positivem Bronchopneumogramm** (Bronchien vor dem Hintergrund der luftleeren Alveolen) in einer Verschattung kann eine Pneumonie oder eine Kompressionsatelektase, z.B. bei großen Ergüssen, vorliegen. Ein **grobfleckiges Muster** deutet auf ein Infiltrat hin. Keiner dieser Aspekte steht für sich allein, sondern alle müssen gemeinsam bewertet werden, wie Teile in einem Puzzle.

Radiologische Zeichen der Pneumonie

Typische Zeichen der fokalen, bakteriellen Pneumonie sind volumenneutrale oder volumenfordernde, auch fleckige **Verdichtungen mit positivem Bronchopneumogramm.** Betrifft die Veränderung einen ganzen Lappen, spricht man auch von einer Lobärpneumonie. Durch die komplette Rückbildung des Infiltrates in der Kontrolluntersuchung muss ein ursächliches Bronchialkarzinom ausgeschlossen werden. Da das radiologische Bild der klinischen Symptomatik hinterherhinkt, sollte die Kontrolle frühestens nach vier Wochen erfolgen. Es gibt auch diffuse, generalisierte Pneumonien, die dann häufig durch sogenannte atypische Erreger, z.B. Pneumocystis carinii oder Viren, bedingt sind. Abszesshöhlen können sich z.B. bei Infektionen mit Staphylococcus aureus, Mycobacterium tuberculosis und Aspergillus bilden. Herde in den Lungenspitzen sprechen für eine reaktivierte Tuberkulose.

Vernichtende Schmerzen im Rücken

Fall 64

Nach einer längeren Zeit des Unwohlseins und mit Schmerzen sind bei dem Patienten die Rückenbeschwerden jetzt unerträglich geworden. Sie lassen orientierende Röntgenaufnahmen der Wirbelsäule anfertigen.

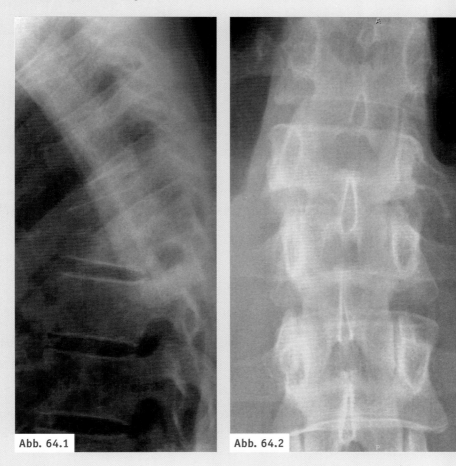

Abb. 64.1 Abb. 64.2

64.1 Beschreiben Sie die Befunde in den Abbildungen 64.1 und 64.2!

64.2 Welche Diagnosen müssen Sie bedenken?

64.3 Welche Untersuchung fordern Sie zur Sicherung der Diagnose an?

Diagnose Spondylodiscitis

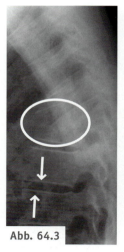
Abb. 64.3

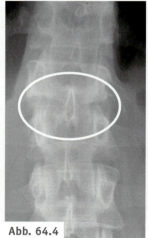
Abb. 64.4

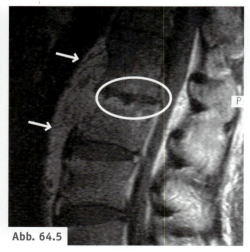
Abb. 64.5

64.1 Beschreiben Sie die Befunde in den Abbildungen 64.1 und 64.2!

- reaktionslose Höhenminderung eines Bandscheibenzwischenraumes mit Unschärfe von Deck- und Grundplatte (Abb. 64.3 u. 64.4, Kreis, vergleiche normales Bandscheibenfach; Abb. 64.3, weiße Pfeile)
- Knickbildung, Gefügestörung.

64.2 Welche Diagnosen müssen Sie bedenken?

- degenerative Bandscheibenhöhenminderung (**Osteochondrose**): zeigt Vakuumphänomen, osteophytäre Anbauten der Wirbelkörper
- **Discitis:** zeigt reaktionslose Aufbrauchung der Deck- und Grundplatte, kein Vakuumphänomen, ist in diesem Fall die Diagnose.

64.3 Welche Untersuchung fordern Sie zur Sicherung der Diagnose an?

Eine MRT mit Kontrastmittel zeigt am besten und frühsten die Kontrastmittelaufnahme in der Peripherie der Bandscheibe (Abb. 64.5, Kreis) sowie etwaige epidurale oder absteigende Abszesse (Abb. 64.5, weiße Pfeile).

Kommentar

Der häufigste Erreger der Spondylodiscitis war in der Vergangenheit Mycobacterium tuberculosis. Zurzeit ist der häufigste nichtspezifische Erreger Staphylococcus aureus. Daneben kommen Enterobakterien, vor allem Escherichi coli, aber auch Klebsiellen etc. vor. Die Infekte können sich in den Wirbelkanal entwickeln, jedoch auch entlang des M. iliopsoas bis in die Leiste absinken (Senkungsabszess). Im Extremfall brechen sie in der Leiste nach außen durch. Die Abszesse werden computertomographisch gezielt punktiert und drainiert.

Kniebeschwerden

Fall 65

Die Patientin hat seit Längerem Knieschmerzen, immer mal wieder ein geschwollenes Knie und ab und zu „rastet" ihr Kniegelenk ein. Deshalb hat sie mit dem Tennisspielen vor einem Jahr aufgehört.

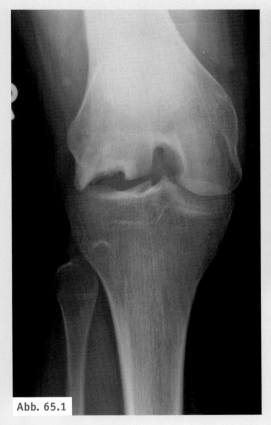

Abb. 65.1

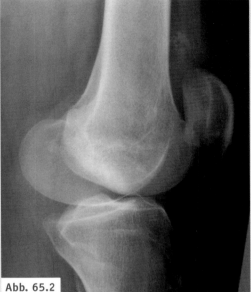

Abb. 65.2

65.1 Schildern Sie den Befund in Abbildung 65.1!

65.2 Inwieweit erklärt der Befund in Abbildung 65.2 die Symptomatik?

65.3 Was ist Ihre Diagnose?

65.4 Welche Untersuchung zeigt die Veränderung früh und umfassend?

Diagnose: Osteochondrosis dissecans

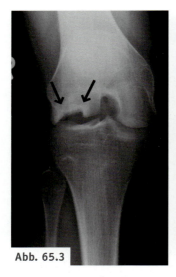
Abb. 65.3

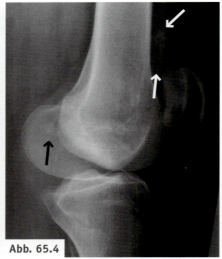
Abb. 65.4

65.1 Schildern Sie den Befund in Abbildung 65.1!

- großer Defekt in der Gelenkfläche der lateralen Femurkondyle (Abb. 65.3, schwarze Pfeile)
- ausgeprägte Sklerosierung/Verdichtung um den Defekt.

65.2 Inwieweit erklärt der Befund in Abbildung 65.2 die Symptomatik?

- großes Knochenfragment (Abb. 65.4, weiße Pfeile) in der Bursa praepatellaris
- kleinere Fragmente im dorsalen Gelenk (Abb. 65.4, schwarzer Pfeil)
- Fragmente klemmen ein und führen so zur Bewegungsunfähigkeit.

65.3 Was ist Ihre Diagnose?

Osteochondrosis dissecans (OD), eine Osteonekrose.

65.4 Welche Untersuchung zeigt die Veränderung früh und umfassend?

Die MRT stellt sämtliche Stadien dar.

Kommentar

Die OD ist eine eher in jungen Jahren auftretende Erkrankung, die vor allem das Kniegelenk betrifft. Bei dieser Erkrankung kommt es zu einem knorpelnahen Knochensterben. Die MRT zeigt die wesentlichen Stadien der OD. Im Frühstadium ist auch in der MRT ein separates Fragment noch nicht zu erkennen. Später erkennt man ein Fragment, welches in seiner Umgebung noch fest verankert ist. Im weiteren Verlauf erreicht die synoviale Flüssigkeit den Grund des Mausbettes. Schließlich verlässt die „Maus" ihr „Bett" und findet sich in dem Gelenkrecessus wieder.

Schnupfen

Fall 66

Ein länger anhaltender Schnupfen lässt diese Patientin in Ihre Sprechstunde kommen. Sie vermuten eine verschleppte Sinusitis und lassen daher eine entsprechende Aufnahme anfertigen.

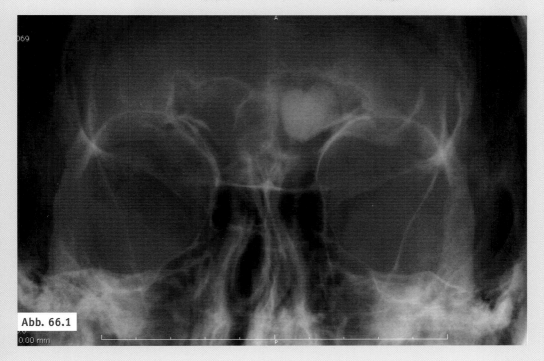

Abb. 66.1

66.1 Welchen Befund erheben Sie in Abbildung 66.1?

66.2 Welche Diagnose stellen Sie?

66.3 Welche Konsequenzen ergeben sich?

Diagnose Stirnhöhlenosteom

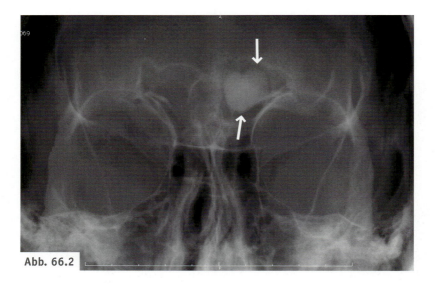
Abb. 66.2

66.1 Welchen Befund erheben Sie in Abbildung 66.1?

Im Sinus frontalis ist ein scharf begrenzter, gelappter, homogener, knochendichter Herd zu sehen (Abb. 66.2, Pfeile).

66.2 Welche Diagnose stellen Sie?

Dieser Befund ist pathognomonisch für ein **Stirnhöhlenosteom**.

66.3 Welche Konsequenzen ergeben sich?

Keine. Es handelt sich um einen benignen Knochentumor, der meist asymptomatisch ist.

Kommentar

Das **Stirnhöhlenosteom** ist ein relativ häufiger Nebenbefund. Liegt es reaktionslos im Sinus, kann es ignoriert werden. Treibt es den Sinus auf, wächst es in die Orbita ein oder verursacht es Kopfschmerzen, kann es reseziert werden. Weitere Veränderungen in der Nachbarschaft, die zu einer Zunahme der Knochendichte führen können, sind die Meningiome des Keilbeins oder die fibröse Dysplasie der Schädelbasis.

> **Tipps und Tricks**
> Nicht jede Abweichung von der Norm bedarf der Therapie. Reflexhandlungen schaden dem Patienten.

Von der Intensivstation

Fall 67

Die Thoraxaufnahme eines Patienten von der Intensivstation wird Ihnen kurz vor Verlegung auf die Normalstation vorgelegt. Der diensthabende Kollege der letzten Schicht hat bereits das Haus verlassen.

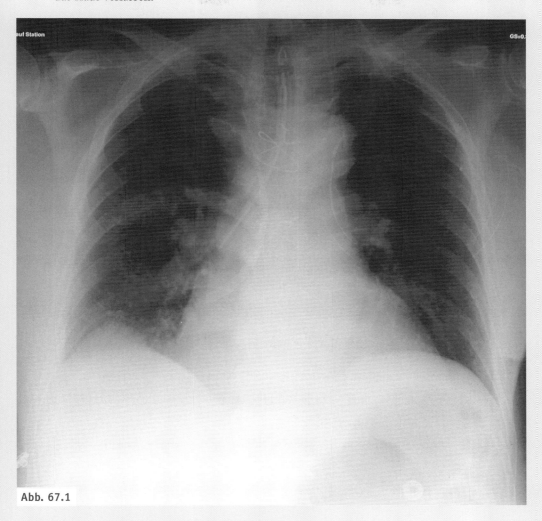

Abb. 67.1

67.1 Welche iatrogenen Materialien finden Sie in Abbildung 67.1?

67.2 Welcher Befund bedarf der sofortigen Reaktion?

Diagnose Tubus im rechten Hauptbronchus

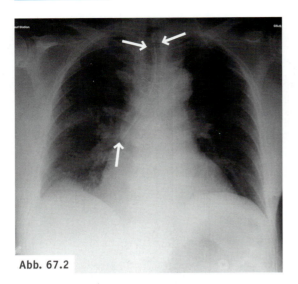

Abb. 67.2

67.1 Welche iatrogenen Materialien finden Sie in Abbildung 67.1?

- **Sternumcerclagen:** am ehesten Zustand nach aortokoronarem Venenbypass (ACVB)
- von links jugulär eingeführter **zentralvenöser Katheter,** dessen Kontur sich im Truncus brachiocephalicus verliert
- großes **Tubusfragment,** dessen distales Ende im rechten Hauptbronchus sitzt (Abb. 67.2, weißer Einzelpfeil) und dessen proximales Ende unterhalb des Stimmlippenniveaus (Abb. 67.2, weiße Doppelpfeile) zu erkennen ist.

67.2 Welcher Befund bedarf der sofortigen Reaktion?

Das Tubusfragment muss umgehend endoskopisch geborgen werden, da sonst die Luftwegsobstruktion droht.

Chronischer Husten

Fall 68

Eine Raucherin stellt sich bei Ihnen vor, weil ihr Husten schlimmer geworden ist.

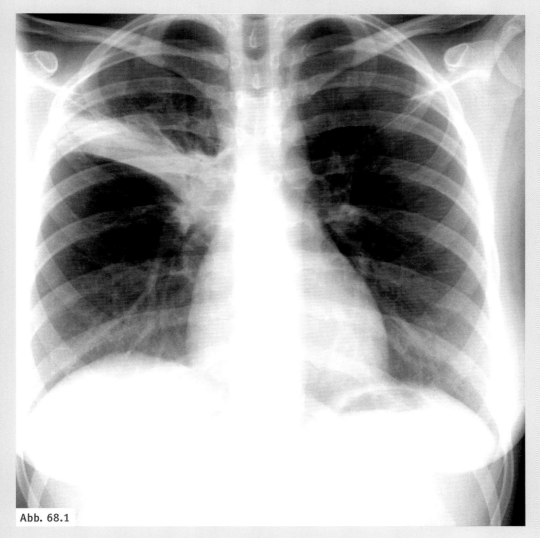

Abb. 68.1

68.1 Was sehen Sie in Abbildung 68.1?

68.2 Welche Diagnose stellen Sie und welche Ursachen erwägen Sie?

68.3 Welches ist die nächste Maßnahme?

Diagnose Oberlappenteilatelektase

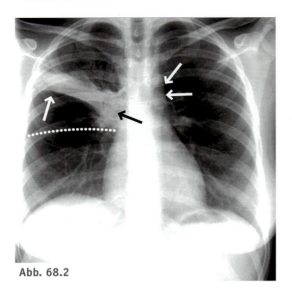

Abb. 68.2

68.1 Was sehen Sie in Abbildung 68.1?

- Verdichtung im rechten Oberfeld
- scharfe und glatte Begrenzung nach kaudal (Abb. 68.2, weißer Pfeil) – entspricht der Fissura minor
- Fissura minor deutlich nach kranial verlagert (Abb. 68.2, punktierte Linie auf Normalniveau)
- rechter Hilus kranialisiert
- leichter Hochstand des rechten Zwerchfells
- Auffüllung des aortopulmonalen Fensters (Abb. 68.2, weiße Doppelpfeile)
- Auftreibung des Hilus (Abb. 68.2, schwarzer Pfeil).

68.2 Welche Diagnose stellen Sie und welche Ursachen erwägen Sie?

- **Teilatelektase** des rechten Oberlappens auf der Basis einer Obstruktion
- **Hilusraumforderung** entspricht am ehesten einem **Bronchialkarzinom**
- Differenzialdiagnose: Aspiration von Fremdkörpern, Nahrungsmitteln, z. B. hilflose Patienten, Kinder.

68.3 Welches ist die nächste Maßnahme?

Die Bronchoskopie zur Obstruktionsentfernung und/oder Gewebegewinnung.

Schmerzen beim Gehen

Fall 69

Eine 65-jährige Patientin stellt sich bei Ihnen mit einem geschwollenen Knie vor. Die Beschwerden beim Gehen nähmen immer mehr zu.

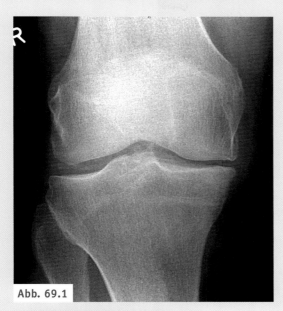

Abb. 69.1

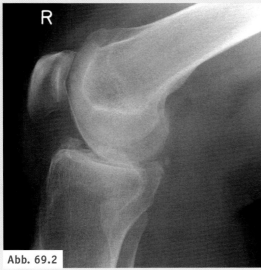

Abb. 69.2

69.1 Welche Befunde erheben Sie in den Abbildungen 69.1 und 69.2?

69.2 Was sind Ihre Diagnosen?

69.3 Welche Vorbefunde begünstigen diese Diagnosen?

Diagnose Degeneration im Kniegelenk

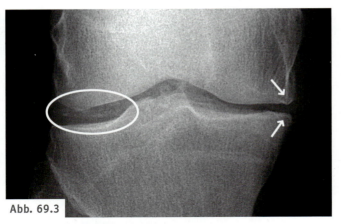

Abb. 69.3

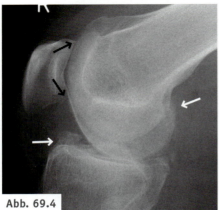

Abb. 69.4

69.1 Welche Befunde erheben Sie in den Abbildungen 69.1 und 69.2?

- medial verringerter Gelenkspalt
- osteophytäre Anbauten an der Tibiakonsole, der Eminentia intercondylaris und der Femurkondyle (Abb. 69.3 u. 69.4, weiße Pfeile)
- osteophytäre Ausziehungen an der Ober- und der Unterkante der Patella (Abb. 69.4, schwarze Pfeile)
- feine Verkalkungen im Knorpel (Abb. 69.3, weißer Kreis).

69.2 Was sind Ihre Diagnosen?

- medial betonte **Gonarthrose**
- geringe **Retropatellararthrose**
- **Chondrokalzinose.**

69.3 Welche Vorbefunde begünstigen diese Diagnosen?

- Eine Varusfehlstellung begünstigt die mediale Gonarthrose.
- Eine chronische Niereninsuffizienz, Sklerodermie und Dermatomyositis begünstigen die Chondrokalzinose.

Präoperative Kontrolle

Fall 70

Ein Patient wird zur Leistenhernien-Operation aufgenommen. Vor dem Eingriff wird eine Thoraxaufnahme angefertigt.

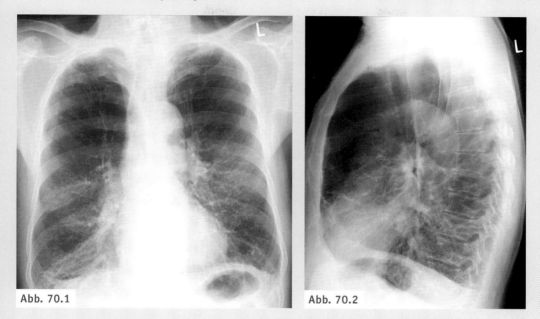

Abb. 70.1

Abb. 70.2

70.1 Beschreiben Sie die Befunde in den Abbildungen 70.1 und 70.2!

70.2 Welche Diagnose stellen Sie?

Diagnose: Schweres Lungenemphysem

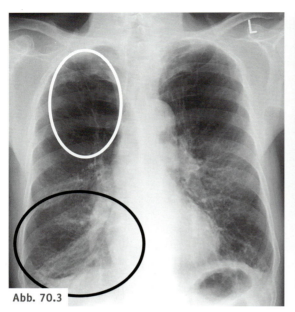
Abb. 70.3

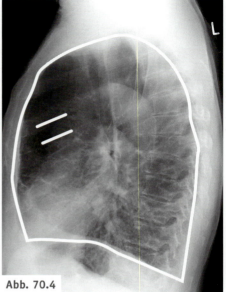
Abb. 70.4

70.1 Beschreiben Sie die Befunde in den Abbildungen 70.1 und 70.2!

- Zwerchfellkontur beidseits im 11. Interkostalraum (ICR)
- Tiefstand rechtes Zwerchfell
- überblähte und gefäßarme Zone beidseits kranial (Abb. 70.3 weißer Kreis, vergleiche Normalbefund in Abb. 1.1)
- komprimierte Lungenanteile besonders rechts basal (Abb. 70.3, schwarzer Kreis)
- weite Interkostalräume (Abb. 70.4, weiß markierter ICR)
- Fassthorax (Abb. 70.4, markierte Lungengrenzen; vergleiche Normalthorax, Abb. 1.2)
- kräftige Hili (Abb. 1.1, Normalbefund).

70.2 Welche Diagnose stellen Sie?

Schweres **Lungenemphysem** mit pulmonaler Hypertonie.

Kommentar

Das im Thoraxbild diagnostizierte Emphysem ist klinisch in der Regel ebenfalls zu erkennen. Vor etwaiger chirurgischer Therapie des Emphysems sollte die sehr viel sensitivere CT eingesetzt werden. Das Emphysem kommt besonders bei älteren Patienten und Rauchern vor. Hereditär bedingt sieht man es bei jungen Menschen mit Alpha-1-Antitrypsinmangel. Das Emphysem gehört zur Gruppe der chronisch obstruktiven pulmonalen Erkrankungen (COPD). Das Emphysem lässt sich mittels CT in den panazinären, zentriazinären und den periazinären/periseptalen Typ einteilen. Als Sonderform gibt es das Narbenemphysem um schrumpfende Lungenbezirke herum.

Diagnosen

Fall 1	Normalbefund des Thorax
Fall 2	Renale Osteopathie, sekundärer Hyperparathyreoidismus
Fall 3	Sinusitis maxillaris
Fall 4	Mediastinales Lymphom
Fall 5	Radiusköpfchenfraktur
Fall 6	Lungenembolie
Fall 7	Spondylolisthesis vera und Pseudospondylolisthesis
Fall 8	Dynamischer, obstruktiver Ileus
Fall 9	Ansatztendinose und Omarthrose
Fall 10	Tuberkulöse Kaverne und Miliartuberkulose
Fall 11	HIV-Enzephalopathie und Morbus Alzheimer
Fall 12	Oberlappenatelektase links
Fall 13	Osteosarkom des Femur
Fall 14	Schwerste Osteoporose
Fall 15	Bronchialkarzinom mit Lymphstau
Fall 16	Ileus und freie Luft im Abdomen
Fall 17	Galeahämatom, epidurales Hämatom, Hirnödem
Fall 18	Pneumocystis-carinii-Pneumonie
Fall 19	Osteomyelitis
Fall 20	Lymphangiosis carcinomatosa
Fall 21	Coxarthrose
Fall 22	Kartilaginäre Exostose
Fall 23	Spondylitis ankylosans
Fall 24	Schwere Coxarthose bei Hüftdysplasie
Fall 25	Paralytischer Ileus
Fall 26	Hydrocephalus communicans
Fall 27	Sero-Spannungspneu und Hautfalte
Fall 28	Lebermetastasen
Fall 29	Stressfraktur des Fersenbeins
Fall 30	Pneumothorax im Liegen
Fall 31	Subdurale und subarachnoidale Blutung
Fall 32	Pulmonales Ödem
Fall 33	Morbus Bechterew und Morbus Forrestier
Fall 34	Mediastinale Blutung
Fall 35	Dickdarmileus bei Sigma-Volvulus
Fall 36	Mediainfarkte unterschiedlichen Alters
Fall 37	Pneumonie im Unterlappen
Fall 38	Zu tiefe Intubation
Fall 39	Hüftkopfnekrose bei Steroidmedikation

Fall 40	Panzerherz	Fall 55	Paralytischer Ileus, ischämisch bedingt
Fall 41	Zerebrale Massenblutung	Fall 56	Pansinusitis
Fall 42	Heberden- und Rhizarthrose	Fall 57	Generalisierte Lungenmetastasierung
Fall 43	Sarkoidose		
Fall 44	Freie Flüssigkeit im Abdomen	Fall 58	Rippenfraktur sowie Milzruptur
Fall 45	Komplexe Mittelgesichtsfraktur	Fall 59	Basiläre Impression bei RA
Fall 46	Chronische Pankreatitis – akuter Schub	Fall 60	Pancoasttumor rechts
Fall 47	Mandibularabszess	Fall 61	Komplizierte subarachnoidale Blutung
Fall 48	Mammakarzinom	Fall 62	Ileus bei perforierter Appendizitis
Fall 49	Septische Pulmonalembolien		
Fall 50	Morbus Paget des LWK3	Fall 63	Mittellappenpneumonie
		Fall 64	Spondylodiscitis
Fall 51	Emphysematöse Cholezystitis	Fall 65	Osteochondrosis dissecans
		Fall 66	Stirnhöhlenosteom
Fall 52	Struma mit Säbelscheidentrachea	Fall 67	Tubus im rechten Hauptbronchus
Fall 53	Osteomyelitis mit Brody-Abszess	Fall 68	Oberlappenteilatelektase
		Fall 69	Degeneration im Kniegelenk
Fall 54	Rheumatoide Arthritis	Fall 70	Schweres Lungenemphysem

Zuordnung der Diagnosen zu den Körperregionen

Abdomen

Fall 8	Dynamischer, obstruktiver Ileus
Fall 16	Ileus und freie Luft im Abdomen
Fall 25	Paralytischer Ileus
Fall 28	Lebermetastasen
Fall 35	Dickdarmileus bei Sigma-Volvulus
Fall 44	Freie Flüssigkeit im Abdomen
Fall 46	Chronische Pankreatitis – akuter Schub
Fall 51	Emphysematöse Cholezystitis
Fall 55	Paralytischer Ileus, ischämisch bedingt
Fall 58	Rippenfraktur sowie Milzruptur
Fall 62	Ileus bei perforierter Appendizitis

Kopf

Fall 3	Sinusitis maxillaris
Fall 11	HIV-Enzephalopathie und Morbus Alzheimer
Fall 17	Galeahämatom, epidurales Hämatom, Hirnödem
Fall 26	Hydrocephalus communicans
Fall 31	Subdurale und subarachnoidale Blutung
Fall 36	Mediainfarkte unterschiedlichen Alters
Fall 41	Zerebrale Massenblutung
Fall 47	Mandibularabszess
Fall 56	Pansinusitis
Fall 61	Komplizierte subarachnoidale Blutung
Fall 66	Stirnhöhlenosteom

Skelett

Fall 2	Renale Osteopathie, sekundärer Hyperparathyreoidismus
Fall 5	Radiusköpfchenfraktur
Fall 7	Spondylolisthesis vera und Pseudospondylolisthesis
Fall 9	Ansatztendinose und Omarthrose
Fall 13	Osteosarkom des Femur
Fall 14	Schwerste Osteoporose
Fall 19	Osteomyelitis
Fall 21	Coxarthrose
Fall 22	Kartilaginäre Exostose
Fall 23	Spondylitis ankylosans
Fall 24	Schwere Coxarthose bei Hüftdysplasie

Fall 29	Stressfraktur des Fersenbeins		Fall 18	Pneumocystis-carinii-Pneumonie
Fall 33	Morbus Bechterew und Morbus Forrestier		Fall 20	Lymphangiosis carcinomatosa
Fall 39	Hüftkopfnekrose bei Steroidmedikation		Fall 27	Sero-Spannungspneu und Hautfalte
Fall 42	Heberden- und Rhizarthrose		Fall 30	Pneumothorax im Liegen
Fall 45	Komplexe Mittelgesichtsfraktur		Fall 32	Pulmonales Ödem
			Fall 37	Pneumonie im Unterlappen
Fall 50	Morbus Paget des LWK3		Fall 38	Zu tiefe Intubation
Fall 53	Osteomyelitis mit Brody-Abszess		Fall 43	Sarkoidose
			Fall 49	Septische Pulmonalembolien
Fall 54	Rheumatoide Arthritis			
Fall 58	Rippenfraktur sowie Milzruptur		Fall 57	Generalisierte Lungenmetastasierung
Fall 59	Basiläre Impression bei RA		Fall 60	Pancoasttumor rechts
Fall 64	Spondylodiscitis		Fall 63	Mittellappenpneumonie
Fall 65	Osteochondrosis dissecans		Fall 67	Tubus im rechten Hauptbronchus
Fall 69	Degeneration im Kniegelenk		Fall 68	Oberlappenteilatelektase
			Fall 70	Schweres Lungenemphysem

Thorax

Lunge

Andere Thoraxorgane

Fall 4	Mediastinales Lymphom		Fall 1	Normalbefund des Thorax
Fall 6	Lungenembolie		Fall 34	Mediastinale Blutung
Fall 10	Tuberkulöse Kaverne und Miliartuberkulose		Fall 40	Panzerherz
			Fall 48	Mammakarzinom
Fall 12	Oberlappenatelektase links		Fall 52	Struma mit Säbelscheidentrachea
Fall 15	Bronchialkarzinom mit Lymphstau